CONTRIBUTION A L'ÉTUDE

Physiologique et Thérapeutique

DES RHAMNÉES

CASCARA SAGRADA

CASCARINE

Par le Dr M. LAFFONT

Lauréat de l'Institut (Académie des Sciences)

Prix de Physiologie, 1884

etc., etc.

PARIS

IMPRIMERIE MELZER

6, Rue de Tournon, 6

1892

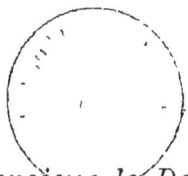

A mon Cher Maître,

Monsieur le Docteur DUJARDIN-BEAUMETZ,

Médecin de l'Hôpital Cochin,

Membre de l'Académie de Médecine,

etc., etc.

CONTRIBUTION A L'ÉTUDE

Physiologique et Thérapeutique

DES RHAMNÉES

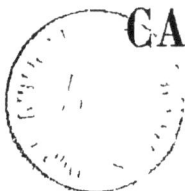

CASCARA SAGRADA

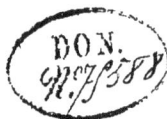

CASCARINE

Par le Dr M. LAFFONT

Lauréat de l'Institut (Académie des Sciences),
Prix de Physiologie, 1884,
etc., etc.

PARIS

IMPRIMERIE JULES MELZER

6, Rue de Tournon, 6

1892

INTRODUCTION

Le Rhamnus Purshiana ou Cascara Sagrada, a été importé en France par le docteur Landowski qui l'a utilisé surtout contre la constipation habituelle.

Il a été introduit dans la Thérapeutique par le docteur J. M. Bundy, de Calusa, qui l'a employé contre la constipation habituelle, et qui interprète ses effets, par une action élective sur le plexus solaire du grand sympathique ; « il accélère le travail digestif dans ses diverses « phases, il agit sur les appareils sécréteurs d'une façon « merveilleuse, surtout lorsque les sécrétions sont insuf- « fisantes ou altérées.

« Cette action régulatrice des sécrétions s'exerce sur- « tout sur la circulation et les sécrétions hépatiques.

«...La Cascara agit comme tonique sur le système « musculaire en général, mais principalement sur les « fibres lisses de l'estomac et de l'intestin auxquelles elle « restitue la contractilité, la tonicité perdue. Sous son « influence, les sécrétions des glandes voisines de l'in- « testin, et celles de l'intestin lui-même, deviennent plus « abondantes en même temps qu'il se produit une conges- « tion légère des muqueuses stomachale et intestinale.

« Dans les troubles hépatiques, la Cascara est admi- « nistrée seule, il l'a administrée avec succès dans les cas « d'ictère, sécheresse de la peau, urines rares, paludisme, « à la dose de 4 à 8 grammes, l'extrait fluide de Cascara

« agit comme drastique, son action s'exerce principale-
« ment sur la circulation porte.

Le docteur Pearse (Oakland) a employé avec succès
l'extrait fluide dans les cas d'engourdissement, de paresse
des fonctions digestives.

L'extrait agit mieux à l'état concentré qu'à l'état dilué.

Il a une action tonique sur l'estomac et l'intestin.

Il a des propriétés cholagogues.

Le docteur Georges W. Swart, de New-York, attribue
à l'extrait fluide de Cascara des propriétés cholagogues
analogues à celles de la podophylle.

Le docteur W. Hansen (Oakland) a obtenu des effets
remarquables dans le traitement des hémorroïdes.

Le docteur Dujardin-Beaumetz, à l'hôpital Cochin, a
administré l'écorce de Cascara Sagrada en poudre, dans des
cachets Limousin, à cause de son amertume, à la dose de
1, 2, 3 cachets de 0,25. Au bout de 5 à 6 h., il s'est produit des selles généralement solides au nombre de 2 ou 3.
Il est nécessaire de continuer le traitement 15, 21 ou 30
jours.

La rhubarbe ne produit pas les mêmes effets, non plus
que l'acide chrysophanique qui diminuent à la longue les
sécrétions intestinales.

On a également essayé un extrait fluide de Cascara,
préparé par M. Limousin, de telle façon que le poids de
l'extrait représentât exactement le même poids de la
substance employée.

Cet extrait devient trouble par addition d'eau.

La dose à employer ne doit pas dépasser 30 à 60 gouttes.

Une cuillerée à café a donné des coliques assez vives
à un malade. Il est d'une saveur amère.

CASCARA SAGRADA

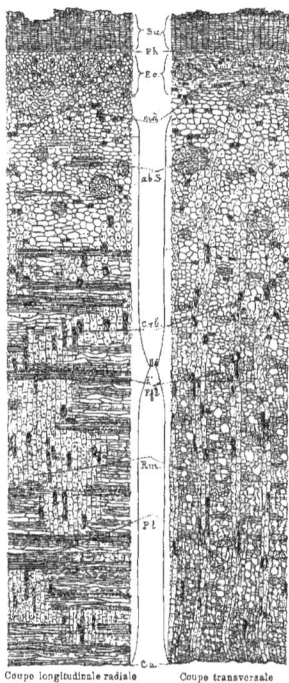

Coupe longitudinale radiale   Coupe transversale

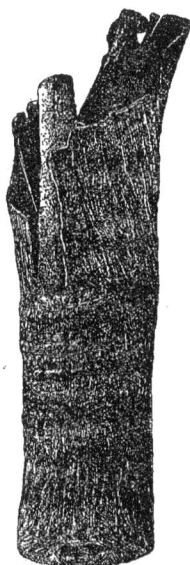

Écorce de Rhamnus Purshiana
(*Cascara Sagrada*)
en quille.

Coupe transversale. — *Su*, suber; *Ph*. assise génératrice, phellogène; *Ec*. écorce (la zône externe est formée de quelques rangs de cellules à parois épaisses sans méats, collenchyme); *Li*. liber; *Pl*. parenchyme libérien, avec tubes criblés; *Ffl*. faisceaux fibreux libériens; *Abs*. amas de cellules scléreuses; (l'enveloppe générale des amas scléreux et celle des fibres libériennes sont incrustées de cristaux cubiques d'oxalate de chaux); *Md*. mâcles d'oxalate de chaux; *Crb*, cellules à résine brune, insoluble dans l'eau; *Ca*, cambium; *Rm*, rayons médullaires. Toutes les cellules ont un contenu jaune granuleux, se colorant en rose vif mais fugace par l'hypochlorite de soude.

Coupe longitudinale radiale. — Mêmes lettres que la figure 1.

A. GRAZIANI.

CHAPITRE I

BOTANIQUE

La Cascara Sagrada (sacred bark, sacred tree bark) est l'écorce du Rhamnus Purshiana, du botaniste allemand Frédérick Pursh, qui le premier, en 1814, après l'avoir étudié sur place, l'a classé dans la famille des Rhamnacées, tribu des Rhamnées.

Ce genre comprend environ 60 espèces, originaires des régions tempérées de l'ancien continent (Europe et Asie). Sept espèces seulement se rencontrent dans l'Amérique du Nord, dont 5 sur la côte Ouest.

Arbres ou arbustes à feuilles alternes, pétiolées, à nervures pennées.

Stipules petits, ardus.

Floraison en cymes ou racèmes de petites fleurs verdâtres, pédonculées.

Réceptacle floral profondément concave, obconique ou urcéolé, tapissé intérieurement d'un disque à bords entiers.

Fleurs hermaphrodites ou diclines.

Calice à 4-5 lobes droits ou développés.

Le tube floral est soudé au disque et persistant.

Pétales 4-5 ou 0 portés sur le bord du disque.

Etamines 4-5 à filet très court insérées contre les péta-les en dedans d'eux, avec anthères introrses.

Ovaire ovoïde, libre à 3, 4, 5 loges.

Style court terminé par 4 ou 5 stigmates soudés.

Le fruit est une drupe oblongue contenant 2-4 noyaux osseux ou cartilagineux, le plus souvent indéhiscents et contenant une graine ovale, à convexité dorsale, à raphé latéral, avec cotylédons charnus et plats.

Le Rhamnus Purshiana, que l'on trouve sur le versant pacifique de l'Amérique du Nord, la Californie, se distingue par ses dimensions plus grandes. Quoique petit, comparativement aux autres arbres des forêts de cette région, il est cependant, par ses dimensions, le plus important des plantes de ce genre.

On le trouve parfois haut de 10 à 12 mètres sur les bords ou dans le fond des gorges où se trouvent des forêts de conifères.

Sa hauteur moyenne est de 6 mètres.

Son plus grand diamètre est de 45 centimètres ; son diamètre moyen est de 30 centimètres.

Son bois léger, très rude, pas solide, à grains pressés, compacts, satinés.

Peu de rayons médullaires.

Couleur brun clair, teinté de jaune.

L'aubier est quelquefois plus clair.

Ses jeunes rameaux sont cotonneux à leur surface. Ses feuilles largement elliptiques ont 5-17 centimètres de long, 2,5-5 de large dans leur plus grande largeur ; le pétiole qui les porte est long de 2-3 centimètres. Les feuilles ont leur plus grande largeur à la base, elles sont régulièrement dentelées, excepté à la base, quelquefois pubescentes à la surface inférieure; elles ont 14 à 16 nervures proéminentes.

Les fleurs disposées souvent en cymes-ombelles, sont hermaphrodites, plutôt larges.

Les pédoncules sont plus longs que les pétales et pubescents.

5 sépales, 5 pétales en cuiller, petits et bidentés au sommet.

5 étamines à anthères jaunâtres. Styles réunis au sommet en trois stigmates

Fruit noir, largement ovoïde, long de 1 centimètre, à trois loges, contenant trois graines à aspect plan convexe avec un raphé sur l'un des côtés.

L'écorce, partie employée en médecine, se présente sous l'aspect de fragments recourbés en forme de tube; surface polie, grise en dehors, jaunâtre et quelquefois piquetée de points blancs en dedans.

La cassure est nette, jaune ou rouge brun et colorée en rouge par la potasse.

Elle est amère au goût.

Odeur faible, délicate, mais tout à fait particulière.

STRUCTURE MICROSCOPIQUE

Nous avons tenu à voir par nous même la structure microscopique de la Cascara Sagrada. Dans ce but, nous avons prié M. Graziani, préparateur du cours de botanique à l'Ecole supérieure de Pharmacie de Paris, de vouloir bien nous faire deux coupes, transversale et horizontale radiale, d'un échantillon d'écorce de Cascara Sagrada que nous devions à l'obligeance d'un ancien camarade d'études, M. Maurice Leprince, que nous tenons à remercier ici des soins qu'il a apportés dans les préparations des différents composés chimiques de la Cascara Sagrada dont nous voulions étudier les propriétés physiologiques.

L'écorce de Cascara Sagrada, comme on le voit sur les coupes, se compose de deux parties:

1° L'écorce extérieure ou primaire composée du dehors au dedans par le liège (*Su.*) remplaçant l'épiderme disparu. Son assise génératrice ou couche phellogène (*Ph.*); l'écorce proprement dite (*Ec.*) dont la zone externe est formée de quelques rangs de cellules à parois épaisses, sans méats intercellulaires, et qui ont reçu le nom de collenchyme. On trouve au milieu des cellules du tissu fondamental de l'écorce, tout aussi bien du reste que dans la zone externe du liber dont nous allons parler, des amas de cellules scléreuses (*a. b. s.*) dont les cellules d'enveloppe générale sont incrustées de cristaux cubiques d'oxalate de chaux. Certaines cellules, également dans l'écorce de même que dans le Liber ont leur intérieur rempli de mâcles d'oxalate de chaux (*mä*).

2° Le Liber ou écorce secondaire, qui forme la portion de beaucoup la plus considérable de l'écorce totale, est constitué, de l'intérieur à l'extérieur, par une parenchyme dont certaines cellules contiennent des mâcles d'oxalate de chaux, et où se trouvent des amas de cellules scléreuses dont nous avons parlé précédemment; par des faisceaux de fibres libériennes (*F. f. l.*) moins abondants qu'à la partie interne, où l'on rencontre des tubes criblés et dont les cellules d'enveloppe générale sont également incrustées de cristaux cubiques d'oxalate de chaux. On trouve encore dans cette partie du liber des cellules prismatiques contenant une résine brune insoluble dans l'eau (*Crb.*), et les rayons médullaires viennent se perdre dans cette partie du parenchyme libérien.

Concentriquement les faisceaux libériens, à tubes criblés et à enveloppe incrustée de cristaux cubiques d'oxalate de chaux. deviennent plus abondants à mesure que l'on se rapproche de la zone cambiale, en même temps les rayons médullaires sont plus abondants et nettement différenciés, on ne trouve plus d'amas scléreux, les cellules à résine brune sont plus allongées dans le sens radial, plus abondantes, et toutes les autres cellules du parenchyme ont un contenu jaune, granuleux, se colorant en rose vif mais fugace par l'hypochlorite de soude.

CHAPITRE II

CONSTITUTION CHIMIQUE

DE

L'ÉCORCE DE RHAMNUS PURSHIANA

Cette étude, la première en date, a été faite par le docteur A. B. Prescott (Avril 1879. *American Journal of Pharmacy*, p. 166).

Le docteur A. B. Prescott a isolé :

I. — Une résine brune, d'un goût très amer, colorée en rouge pourpre très vif par une solution de potasse caustique. Cette résine, selon l'auteur, se rencontre partout dans les couches moyenne et intérieure de l'écorce. Elle est peu soluble dans l'eau, très soluble dans l'alcool, même dilué, et presque insoluble dans l'alcool absolu. Soluble dans le chloroforme et la benzine (du goudron de houille), dans le sulfure de carbone ; soluble en rouge pourpre dans une solution de potasse caustique, d'où elle est précipitée par les acides. L'acide sulfurique concentré lui donne une coloration rouge sang. Elle peut être séparée de sa solution alcoolique par le noir animal.

II.—Une résine rouge, presque insipide, prenant une belle coloration brune dans une solution de potasse caustique, insoluble dans l'eau, soluble dans l'alcool, même dilué, difficilement soluble dans l'éther, le chloroforme, le sulfure de carbone, soluble dans une solution de potasse caustique, avec la couleur brune déjà citée ; les acides la précipitent de ses solutions. L'acide sulfurique concentré lui donne une couleur rouge brun. Le noir animal ne l'isole pas de sa solution alcoolique. Selon l'auteur, elle siège surtout dans la partie subéreuse.

III. — Une résine jaune clair, ou corps neutre, insipide, colorée en rouge brun brillant par l'acide sulfurique, mais non par une solution de potasse caustique. Insoluble dans l'eau, soluble dans l'alcool chaud, peu soluble dans l'alcool froid à 70°, soluble dans le chloroforme, le sulfure de carbone, et jusqu'à un certain point dans la benzine (du goudron de houille). Lorsqu'on concentre sa solution alcoolique, il se dépose des granulations d'un jaune orange pâle; les réactifs ordinaires des alcaloïdes sont sans influence sur ses solutions alcooliques.

IV.— Un corps cristallisable, retiré des solutions dans l'alcool absolu sous forme de pyramides doubles et de quelques autres formes du système dimétrique. Ces cristaux fondent et se subliment partiellement en cristaux, à une température légèrement supérieure à celle du bain-marie. Ce corps n'est pas appréciablement soluble dans l'éther, le chloroforme ou l'éther de pétrole ; lentement soluble dans l'alcool absolu, peu soluble dans l'alcool à 70°, soluble dans la benzine du goudron de houille. Ce corps est neutre aux papiers réactifs, il est insoluble dans les solutions de potasse caustique, dans l'acide acétique ou l'acide sulfurique étendu. Il n'est pas coloré par les solutions de potasse caustique, par l'acide sulfurique concentré, l'acide nitrique, le réactif de Frœhde, l'action consécutive de l'acide sulfurique et du bichromate. La solution alcoolique ne donne aucun résultat avec les réactifs ordi-

naires des alcaloïdes. Quoi qu'il en soit, on peut facilement
obtenir des cristaux de cette substance, de la façon suivante : on dissout dans l'eau l'extrait alcoolique de l'écorce
(préalablement épurée par l'éther) ; cette solution est
précipitée par l'acétate de plomb, le précipité, lavé et séché
est mis en suspension dans l'alcool absolu, le plomb enlevé
par l'hydrogène sulfuré et les produits nitreux sont évaporés. Une odeur franchement alliacée se développe dès
que l'hydrogène a disparu ; en même temps les cristaux
se montrent qui paraissent être plutôt un nouveau produit
qu'un corps isolé et doivent provenir d'un composé
allyle dont la présence est démontrée par l'odeur.

V. — Du tannin coloré en brun vert par les sels
ferriques.

VI. — De l'acide oxalique.

VII. — De l'acide malique.

VIII. — Une huile grasse.

IX. — Une huile volatile, peu abondante, ayant l'o-
deur caractéristique de l'écorce.

X. — De la cire.

XI. — De l'amidon en abondance.

Les quantités proportionnelles de résine I, II, III, sont
indiquées assez exactement par la quantité d'extrait résineux que l'on obtient par le procédé suivant : on neutralise
avec de l'ammoniaque une solution alcoolique acidulée de
l'écorce et on fait évaporer. Le résidu étant dissous dans
une solution diluée de potasse caustique, on précipite par
l'acide chlorhydrique dilué et le précipité après lavage est
séché à une douce chaleur. Dans ces conditions le liquide

a retenu un peu de la résine n° 1, tandis que le précipité contient toutes les substances primitivement dissoutes qui n'ont pas été emportées par le lavage. Cet extrait résineux brut (contenant surtout les corps I, II, III) contient en poids 10 % du poids de l'écorce.

M. Limousin, cité dans *Pharmaceutical Journal and Transaction 1885*, page 615, a émis l'opinion que les corps résineux, séparés par le professeur A.-B. Prescott, étaient tous plus ou moins dérivés de l'acide chrysophanique qu'il a observé en abondance dans l'écorce du R. Purshiana.

Dans le même recueil (1886, p. 918), on trouve une note sur une substance isolée par le professeur Wenzell, avec son analyse. Cette substance est décrite comme étant un glycoside de couleur rouge orange foncé, différent entièrement de la Franguline et de l'Emodine.

MM. H. F. Meïer et J. Le Roy Webber (*American Journal of Pharmacy*. Février 1888, p. 87), ont repris l'étude complète de la Cascara Sagrada et ont constaté, outre les éléments ci-dessus décrits, 3 nouveaux corps dont l'influence au point de vue thérapeutique et physiologique est très importante. Ce sont :

1° Un ferment ;

2° Du glycose ;

3° Des traces d'ammoniaque.

I. — Le ferment en question paraît être identique avec celui qui existe dans beaucoup d'autres plantes, telles que le R. Frangula où il est en quantité considérable, et n'est pas complètement épuisé même en l'espace de 2 ans; les concombres, les tomates vertes, le chou, la racine de réglisse, etc., et en général dans toutes les plantes où ce ferment

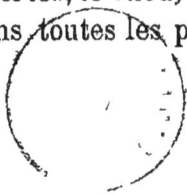

2

paraît être utile, soit pour l'accomplissement de leurs fonctions pendant la végétation, soit pour leur maturation ul-
térieure lorsque le fruit est retiré de l'arbre ou de la
plante. Dans ce dernier cas, le ferment disparaît naturellement, mais le plus souvent d'une façon lente.

On comprendra facilement qu'une substance contenant
ces ferments, lorsqu'elle est mise en contact (dans l'estomac) avec des matières fraîches, entre en action et produise les mêmes résultats que dans sa sphère d'action naturelle.

Ces ferments appartiennent à la même classe que les
ferments solubles non figurés (Diastase — Pectase —
Pepsine — Papaïne, etc.).

Selon MM. H. F. Meïer et J. Le Roy Webber, c'est
le ferment contenu dans l'écorce fraîche du R. Purshiana,
qui produit les coliques et douleurs épigastriques signalées par plusieurs médecins. Si le ferment non détruit
est administré en même temps que les principes laxatifs,
comme cela se passe lorsqu'on administre une macération
d'écorce fraîche, il s'ensuit qu'au contact de l'acide lactique ou de l'acide chlorhydrique normalement contenu
dans l'estomac, l'action du ferment se développe.

Le ferment dont il est question commence à agir dans
l'écorce, dès qu'elle est enlevée de l'arbre.

La présence de ce ferment peut être démontrée de la
façon suivante :

On divise en 2 parties une macération aqueuse et filtrée
de 113 grammes (4 onces) de l'écorce de R. Purshiana pour
56 centilitres (1 pinte) d'eau, et on neutralise exactement
les deux portions avec du bicarbonate de soude.

Une portion est soumise à l'ébullition pendant 30 minutes, temps nécessaire pour la destruction du ferment.

On ajoute un peu de levure à la partie macérée, ainsi qu'à celle qui a été soumise à l'ébullition et refroidie ensuite. Dans celle-ci, il ne se produira que de la fermentation alcoolique, tandis que dans celle-là, la neutralité disparaîtra peu à peu, sera remplacée graduellement par de l'acidité, en même temps que l'on verra se précipiter des résines tenues jusqu'alors en solution à l'état de composés sodiques. Mais dans ce dernier cas, si après fermentation et par conséquent apparition de l'alcool, on abandonne le mélange à lui-même, l'acétification survient sans que le liquide devienne amer, comme si l'acide acétique très dilué n'avait pas d'effet notable pour la production de ce principe amer signalé par les expérimentateurs dans la Cascara Sagrada. Mais, quand l'acide est suffisamment concentré, et avec l'intervention de la chaleur, ce principe amer se développe même avec l'acide acétique. Les acides chlorhydrique et lactique (éléments constituants normaux du suc gastrique) paraissent produire rapidement cet effet, de même que les autres acides minéraux forts, tels que l'acide sulfurique, etc.

Les auteurs cités ne prétendent pas que ce ferment agisse directement pour amener la décomposition du glycoside ; à leur avis, le ferment agit simplement comme instrument de la génération d'acides végétaux, et ce sont ces derniers qui sont les agents directs de la décomposition du glycoside.

Il résulte de ces travaux que le ferment peut agir à froid, à la température normale, avec la présence d'acides, dans la macération filtrée de la Cascara Sagrada ; dans l'estomac humain, et même dans l'écorce elle-même, séchée à l'air. Bien que celle-ci paraisse être dans un état indifférent, il ne faut pas oublier que toutes les conditions s'y trouvent réunies, jusqu'à la quantité d'humidité nécessaire.

II.— Le glycoside signalé par le professeur Wenzell paraît être spécial au Rhamnus Purshiana, car MM. H. F. Meïer, J. Le Roy Webber n'ont pas réussi à déterminer sa présence dans l'écorce du R. Frangula, que l'on trouve dans le commerce. Ce glycoside, quoique doué de fonctions et de propriétés importantes, a été peu étudié jusqu'ici. Il se présente sous forme d'une substance insoluble dans l'eau, d'une consistance huileuse ou résineuse, laissant déposer par refroidissement des petits cristaux d'un principe amer.

Ce glycoside, d'où paraît provenir le principe amer est lui-même dépourvu d'amertume. Mais décomposé dans l'estomac, au contact du suc gastrique, il donne lieu au développement du principe amer. On peut se rendre compte de cette décomposition intragastrique, quand on ajoute à sa dissolution un acide minéral libre à une température un peu élevée, il se développe alors un goût amer intense.

A vrai dire, l'existence de ce glycoside a été mis en question par différents investigateurs qui, en voulant contrôler les résultats annoncés par le professeur Wenzell, n'ont pu isoler ce corps à l'état cristallin.

Il est cependant exact qu'il existe dans la Cascara Sagrada un élément qui, lorsqu'on l'a purifié avec soin, lorsque toute trace de glycose, de tannin et de tous les autres principes a été enlevée de l'extrait de la plante, pré-

sente les caractères des glycosides. En le faisant bouillir
avec des acides étendus, il se décompose en un corps résineux, une substance cristalline amère et du glycose dont
on peut démontrer l'apparition en le soumettant à l'action
de la liqueur de Fehling, et mieux encore à la fermentation. Ces propriétés ne sont pas possédées par l'Emodine
que l'on a affirmé être le principe purgatif de la Cascara
Sagrada.

III — Le glycose, présent dans l'écorce brute du R.
Purshiana en quantité variable, suivant l'âge de la plante,
est sans doute inerte, comme agent thérapeutique, au
point de vue spécial où l'on envisage l'action de la Cascara
Sagrada, comme le sont l'albumine végétale et l'amidon
par exemple, mais peut occasionner des décompositions
des principes actifs, s'il entre accidentellement en fermentation.

IV — L'Ammoniaque, dont MM. H. F. Meïer et J. Le
Roy Webber ont retrouvé des traces persistantes dans l'é-
corce a sans doute, comme fonction distincte de rendre les
résines solubles et transportables pour les besoins de la
plante. Elle doit avoir ici les mêmes fonctions que dans la
racine de réglisse, où c'est elle qui rend soluble la glycyr-
rhizine.

A tous ces principes constituants à propriétés différentes, découverts dans la Cascara Sagrada, le Docteur R. G.
Ecclès est venu ajouter la présence d'un Alcaloïde (*The
Druggists circular*. Mars 1888, p.54).C'est en cherchant
à déterminer l'authenticité d'extraits fluides suspects de
Cascara Sagrada, et à distinguer ces extraits d'extraits
analogues de R. Frangula (Bourdaine) que le Docteur R.

G. Ecclès est arrivé à découvrir des indications indubitables de la présence d'un alcaloïde dans la Cascara Sagrada ; cet alcaloïde est en très petite quantité, car il faut près de 30 grammes d'extrait fluide pour isoler quelques traces indubitables d'alcaloïde, et encore faut-il de très grandes précautions.

Le docteur Ecclès propose, si l'on parvient à isoler une quantité suffisante de cet alcaloïde, de lui donner le nom de **Rhamnine**.

CONSTITUTION CHIMIQUE DES RHAMNÉES

La chimie des Rhamnées présente un grand intérêt, surtout depuis quelques années. En 1876, Liebermann et Waldstein ont trouvé dans le Rhamnus Frangula d'Europe, ou Bourdaine, l'*Emodine,* principe constitutif bien déterminé de la Rhubarbe, allié à l'*acide chrysophanique*, et un dérivé chimiquement de l'anthracène. De plus, les mêmes chimistes ont reconnu qu'il était presque certain que la *Franguline* peut être facilement transformée en *Emodine* par une fermentation glycosique. Ceci expliquerait le fait bien connu que l'écorce du R. Frangula ait ses propriétés thérapeutiques modifiées, lorsqu'on les considère un certain temps. Pendant la première année de sa récolte, cette écorce a une action émétique et cathartique, mais après deux ans, elle ne conserve plus qu'une action purgative assez semblable à celle de la Rhubarbe.

Cette étude a été faite sur une quantité d'extrait d'écorce de R. Frangula donné par la maison Merck.

La Résine I (B -A. Prescott) du R. Purshiana, donne des réactions semblables à la résine du R. Frangula. Il est très probable que les différentes espèces de Rhamnées contiennent des corps voisins au point de vue de la constitution chimique, mais ayant des propriétés médicales distinctes. (*Pharmaceutical Journal*, 1er septembre 1888. P. 161.)

L'écorce de R. Frangula a été étudiée par plusieurs savants; parmi eux, M. Faust affirme en avoir retiré de la *Franguline*, un *Glycoside*, et de *l'acide Frangulique* ce dernier étant un produit de décomposition de la Franguline. M. Schwabe (*Archiv. d. Pharm.* 1888, p. 569) confirme la présence de la Franguline qu'il représente par la formule $C^{21}H^{20}O^9$, et il identifie le composé décrit par M. Faust sous le nom d'acide Frangulique, avec l'*Emodine*, principe actif de la Rhubarbe. L'autre produit de décomposition de la Franguline est un sucre infermentescible, probablement identique à la Rhamnodulcite.

La décomposition est représentée par l'équation :

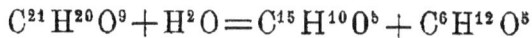

$$C^{21}H^{20}O^9 + H^2O = C^{15}H^{10}O^5 + C^6H^{12}O^5$$

Franguline — Emodine — Rhamnodulcite.

Dans l'écorce fraîche, M. Schwabe n'a pu obtenir de Franguline, et à peine quelques traces d'Emodine.

Avec l'écorce du R. Purshiana, le même savant a pu obtenir de l'Emodine, mais pas de Franguline.

Il considère le corps cristallin isolé par le professeur Wenzell, comme de l'Emodine, et ce corps serait par suite désigné à tort comme un glycoside.

CHAPITRE III

ÉTUDE PHYSIOLOGIQUE

La bibliographie de l'étude physiologique de la Cascara Sagrada est loin d'être riche ; à notre avis, elle est, pour ainsi dire, complètement à faire. Quoi qu'il en soit, nous allons relater ici tout ce que nous avons pu trouver sur ce sujet, ou s'en rapprochant.

(*London Medical Records* cité dans *Medical Age*, 1885, p. 310.)

A l'instigation du professeur S. P. Botkin, le docteur M.M. Tcheltzeff a entrepris une série d'expériences sur les chiens, en vue d'élucider l'action de l'extrait fluide de Cascara Sagrada sur l'économie animale.

Les résultats ont été publiés dans une Notice préliminaire, dans la *Ejened Klin. Gazette*, n° 35, 1884, p. 545, et peuvent être résumés ainsi :

1° *Administration interne.* — A la dose de 4 à 10 c.c. (avec une double quantité d'eau) la Cascara Sagrada excite la sécrétion du suc gastrique et l'augmente pendant la digestion.

Elle augmente aussi la sécrétion du suc pancréatique.

Elle excite et augmente la sécrétion de la bile.

Elle n'a pas d'action sur la sécrétion salivaire.

L'administration de 25 à 30 c. c. d'extrait a provoqué des selles, mais pas de diarrhée.

L'auteur en conclut que la Cascara n'est pas un drastique.

2° *Administration intraveineuse.* — Introduite directement dans le sang, la Cascara (étendue, à l'état d'extrait fluide, de 2 parties d'eau) est dénuée de toute propriété laxative, quelle qu'elle soit.

L'administration intraveineuse détermine une dépression extrême et un abattement général et prolongé des forces de l'animal en expérience.

La pression artérielle tombe rapidement et considérablement, aussi bien chez l'animal normal qu'après section des nerfs vagues.

Ce phénomène paraît dépendre de l'obstruction des vaisseaux cardiaques par un caillot provenant de l'introduction de la Cascara dans le sang.

(Extrait du *Bulletin Médical du Nord*, 1891).

Le Dr Combemale, professeur agrégé à la Faculté de Médecine de Lille, a obtenu les résultats suivants, par l'administration à des chiens, d'une préparation de Cascara Sagrada, dénommée **Cascarine.**

Par l'administration journalière de 1 pilule à un petit chien de 2 mois, pesant 1,500 grammes, il a observé, le quatrième jour, de la diarrhée sanguinolente avec épreintes.

Par l'administration à un chien de 4 mois, pesant 2 k. 250 gr., de 2 pilules, il a observé, le lendemain, une selle molle, fort brune. Deux jours après, 1 pilule a provoqué 3 selles dans les vingt-quatre heures.

Par l'administration à un chien de 3 ans, pesant

5 k. 500, il a observé, par des doses croissantes, qu'après 3 pilules le chien avait, sept heures après, de la diarrhée, puis, plus tard, un vomissement blanchâtre; enfin, vingt-quatre heures après, de la diarrhée sanguinolente.

Même observation sur une chienne de 3 ans, pesant 6 k. 500, en arrivant à donner 4 pilules.

Dans deux autres expériences sur des chiens de 4 à 4 k. 300, auxquels on administre 3 à 4 pilules, des effets analogues sont observés.

Pour cet expérimentateur, la *Cascarine* irrite l'intestin et doit rentrer dans les purgatifs drastiques.

A ces expériences, dont nous ferons plus tard la critique, nous ajouterons des observations relatées comme physiologiques.

« *Principes constituants du R. Purshiana*, par Aug. C. Zeig. Ph. C., lu à l'Association Pharmaceutique Américaine, 1889. »

1° La résine rouge qui se trouve dans l'écorce, dans les proportions de 5,4 °/₀, est absolument inerte, au point de vue physiologique;

2° La résine brun-jaunâtre, sans odeur, mais légèrement amère, que l'on trouve dans les proportions de 1,1 °/₀, est également absolument inerte;

3° La résine brun-noirâtre, qui se colore en pourpre intense avec la solution de potasse, a un goût très amer et une odeur à peu près semblable à celle de la plante. Elle est la plus active des résines isolées.

MM. H.-F. Meier et J. Leroy Webber (*American*

Journal of Pharmacy, Février 1888) ont observé que lorsqu'on administre seules les résines de Cascara Sagrada, isolées des éléments décomposables qui les accompagnent dans la plante, alors même qu'on les administre aux mêmes doses que l'extrait fluide ou solide, leur action est considérablement affaiblie.

Les mêmes auteurs pensent que les propriétés laxatives sont dues aux résines, tandis que les propriétés toniques ont pour facteur le principe amer cristallisé.

A leur avis, c'est le ferment qui produit les coliques et la douleur à l'épigrastre.

Enfin, nous pouvons encore ajouter à ce chapitre, la communication suivante, lue à l'Association Pharmaceutique américaine 1885, par le docteur W. Kennedy. « Sur les propriétés de deux écorces de Rhamnus. »

Question 21. — Y a-t-il quelque différence entre l'action laxative du Rhamnus Purshiana et celle du R. Cathartica (Nerprun)?

Au point de vue du traitement chimique, le R. Purshiana se traite plus facilement que le R. Cathartica.

Les deux extraits fluides sont amers, mais l'Extrait de R. Purshiana l'est bien plus que celui du R. Cathartica.

Ces deux Extraits remis au Docteur S. D. Wiltrout, d'Hudson, ont produit les effets suivants :

Le R. Purshiana agit en plus petite quantité que le R. Cathartica.

Tous les deux sont laxatifs et cathartiques.

Le R. Purshiana est légèrement nauséeux.

A ce dernier point de vue, il faut dire que l'écorce em-

ployée était de l'écorce fraîche. Or, il est probable que
pour le R. Purshiana, de même que pour le R. Frangula, il
faut attendre deux ans afin que l'action nauséeuse dispa-
raisse. Les extraits aqueux restant après la précipitation de la résine, sont plus amers que la résine précipitée
et ont les mêmes effets laxatifs et cathartiques. Les effets
de l'extrait aqueux sont moins sensibles pour le R. Cathartica; en résumé, le R. Purshiana est plus actif que
le R. Cathartica.

CHAPITRE IV

CONSIDÉRATIONS PHARMACOLOGIQUES

D après la *Pharmacology of the newer materia me-
-dica*, janvier 1890, un relevé attentif évaluait la consom-
mation annuelle de Cascara Sagrada, à cette époque, à
500,000 livres anglaises d'écorce brute.

Mais cette énorme quantité d'écorce est-elle bien réellement l'écorce de Rhamnus Purshiana, introduite en thérapeutique en 1877 par le docteur J. H. Bundy, de Calusa
(Californie)? Il semble qu'on ait voulu étendre à l'écorce
de plantes voisines de la même famille, les propriétés de
la Cascara Sagrada.

Nous trouvons en effet dans le *Pharmaceutical Journal*, 27 septembre 1888, p. 254, les lignes suivantes :

Dans l'état actuel de nos connaissances chimiques au
sujet de l'écorce du Rhamnus Purshiana, il est impossible
de dire si, oui ou non, le principe amer possède des propriétés laxat'ves. Mais, puisque une autre espèce du
genre Rhamnées, a une écorce dépourvue d'amertume et
possède néanmoins des propriétés semblables à celles de
la Cascara Sagrada, il semble bien difficile d'affirmer que
le principe amer de la Cascara Sagrada soit seul pourvu
de propriétés laxatives ou possède même ces propriétés.

L'année suivante nous trouvons dans *Chemist and
Druggist*, 16 février 1889, les lignes suivantes :

On expédie sur le marché :

1° De la Cascara Sagrada falsifiée (probablement écorce de R. California) ;

2° De la Cascara Sagrada cueillie en dehors de la saison ;

3° De la Cascara de l'Orégon.

La vraie Cascara a une odeur très faible, très délicate, mais néanmoins marquée et tout a fait *sui generis*. La meilleure se rencontre en morceaux plats et minces, plus ou moins carrés, lesquels aussi bien que les tiges en quilles qui sont plus épaisses et plus vieilles, présentent une caractéristique de grande importance qui n'est pas mentionnée dans la Pharmacopée. La surface intérieure est unie, brillante, glacée, caractère rendu encore plus distinct au toucher, quand on y passe le doigt.

La Cascara de l'Orégon arrive en tiges, en quilles hardies et de belle venue, elle a $1^{mm}63$ à $2^{mm}25$ d'épaisseur, avec une belle surface extérieure argentée (marquée de foliacées et d'autres lichens, quelque peu mousseux), mais que l'on peut facilement enlever.

Enfin, dans le « *Médical age* 1889, p. 225 » nous trouvons un article du docteur H. H. Rusby, intitulé « *le Rhamnus Purshiana et le Rhamnus Californica ont-ils la même action thérapeutique?* » M. E. A. Beckett, dans un article sur la Cascara Sagrada, publié dans «*Pharmaceutical cra*, p. 132 » dit au sujet du Rhamnus Purshiana et du Rhamnus Californica « *ils sont récoltés indistinctement; ils sont presque identiques en apparence, ils sont également bons.* »

La première partie de cette affirmation, venant de la

part d'un homme qui habite le pays de production de ces plantes, est absolument digne de foi. De fait, le docteur H. H. Rusby a souvent constaté que la plus grande partie des lots d'écorce apportés au marché, était constituée par l'écorce du Rhamnus Californica, plus abondante dans certaines forêts.

Quant à la seconde partie de l'affirmation « *ils sont également bons* » il faut bien reconnaître qu'elle n'est fondée sur aucune observation, sur aucune expérience scientifique sérieuse. M. E. A. Beckett n'appartient pas à la profession ; à aucun titre, on ne peut lui reconnaître de compétence en la matière. Bien loin d'ajouter foi à cette observation, nous pensons au contraire que c'est à ce mélange frauduleux, venant de la part des expéditeurs, et contre lequel ne s'élèvent pas avec assez de force les pharmaciens, que sont dus les effets opposés signalés par différents auteurs qui ont administré des préparations d'extrait sec ou fluide de Cascara, dans un but thérapeutique. De fait, nous trouvons dans *the druggists circular and chemical gazette*, novembre 1888, p. 261, la relation suivante :

Dans un des derniers numéros de la *Therapeutic Gazette,* le docteur C. M. Fenn relate cinq cas d'accidents très marqués (douleurs intolérables, irritation, état cholériforme, etc.), occasionnés par l'administration de la Cascara Sagrada. La *Therapeutic Gazette* dit à ce sujet, bien que le mode de préparation et son origine n'aient pas été signalés, il est bon de se rappeler les modifica-tions physiques qui surviennent chez le Rhamnus Frangula (Bourdaine) depuis l'époque de sa récolte jusqu'à plu-

sieurs années ensuite. A l'état frais, l'écorce possède des
propriétés à la fois émétiques et cathartiques, tandis
.qu'après deux ans, les propriétés cathartiques subsis-
tent seules. Il ne serait pas étonnant qu'il en soit de même
pour la Cascara Sagrada, écorce du Rhamnus Purshiana.
Un fait qui donnerait à penser que les mêmes modifica-
tions se produisent dans la Cascara Sagrada, consiste
dans la publication faite par le docteur G. E. F. Greene
dans le *Practitioner*, juin 1888, où il déclare qu'une
préparation de Cascara Sagrada ayant produit d'abord
beaucoup d'irritation intestinale, une autre préparation
du même échantillon d'écorce, composée longtemps après,
avait au contraire produit les résultats thérapeutiques
les plus satisfaisants.

La *Therapeutic Gazette* ajoute que de larges doses de
Cascara Sagrada, même convenablement préparées, pro-
duiront indubitablement de la diarrhée bien prononcée
avec beaucoup de coliques.

Si nous rappelons à ce sujet les expériences du docteur
Combemale, où il a administré à de petits animaux, ne
pesant pas 6 kilog., des doses plus fortes que celles
que l'on administre à un homme adulte, on y trouvera
les confirmations des réflexions de la *Therapeutic
Gazette*.

A un autre point de vue, les effets variables obtenus par
quelques praticiens, notamment par le docteur C. M. Fenn,
de San-Diego (*Therapeutic Gazette* 1888, p. 522), et par
le docteur R. O. Cotter (*Atlanta medical and chirurgical Journal*, mars 1888), d'une part, par les nombreux
partisans de l'emploi de la Cascara Sagrada, d'autre part,
peuvent provenir de la différence des procédés, et ils sont

3

trop nombreux, employés pour isoler les principes actifs de cette écorce.

En effet, si tous les auteurs sont d'accord sur les caractères physiques, chimiques et physiologiques :

1° De l'huile volatile, dont nous signalerons tout particulièrement, outre les propriétés irritantes, une odeur vireuse spéciale ;

2° De l'huile fixe, également irritante, amère ;

il n'en est pas de même pour les résines.

Selon le professeur A. B. Prescott, la résine brune est seule amère et la seule colorée en rouge pourpre par la lessive de potasse.

La résine rouge serait colorée en brun vif par la lessive de potasse ;

La résine jaune ou corps neutre ne serait point colorée par le réactif mentionné.

Le total de toutes les résines formerait 10 % du poids de l'écorce.

Selon G. W. Kennedy, en traitant par l'eau, le produit de l'épuisement par l'alcool de la Cascara Sagrada, on isolerait deux sortes de résine : 1° Une résine brune, précipitée par l'eau, représentant 6,33 % du poids de l'écorce. Cette résine très amère et d'apparence grenue présente la même coloration avec la lessive de potasse, que la résine brune isolée par le professeur A. B. Prescott, mais elle contient en outre une petite quantité d'huile fixe jaune. Elle a des propriétés laxatives et cathartiques marquées aux doses de 6 à 18 centigrammes.

2° L'extrait aqueux, évaporé et desséché, a une couleur

rouge brun, la cassure en est nette et luisante, mais à l'humidité cet extrait se ramollit et devient collant; il présente la coloration rouge pourpre de la résine, avec la lessive de potasse; il est laxatif aux doses de 12 à 18 centigrammes, et cathartique à la dose de 30 centigrammes ; il est plus amer que la résine.

D'un autre côté, nous voyons dans la thèse du docteur Eymeri (1884, p. 29) que l'extrait fluide de Cascara Sagrada préparé suivant la méthode de la Pharmacopée américaine, c'est-à-dire de façon que le poids de l'extrait alcoolique représente très exactement le même poids de la substance employée, est doué d'une saveur assez amère, et provoque à la dose de 1 cuillerée à café des coliques assez vives.

C'est dans un extrait semblable que A. C. Zeig a pu, en traitant cet extrait par son volume d'éther, isoler une première résine rouge, représentant 5,4 0[0 de l'extrait, et absolument inerte au point de vue physiologique.

Traitant la liqueur filtrée par de l'alcool à 60°, il a isolé une seconde résine jaune brun, sans odeur, d'un goût légèrement amer, représentant, 1,1 0[0 de l'extrait, et sans action au point de vue physiologique.

Traitant par l'eau la liqueur filtrée, il a enfin obtenu une troisième résine, brun foncé, amère, ayant l'odeur de l'extrait, présentant la coloration rouge pourpre, avec la lessive de potasse donnant seule les résultats laxatifs annoncés dans la plante.

J'ai prié à mon tour M. Maurice Leprince d'isoler pour mes expériences ces différentes résines, les huiles et l'extrait aqueux.

L'huile volatile, très oxydable, à odeur vireuse, est très irritante.

L'huile fixe, jaune, amère, styptique, est également très irritante.

La résine brune, sans odeur, très légèrement amère, est non irritante.

La résine rouge, inodore, sans goût, est également non irritante.

Ces deux résines prennent une coloration rouge pourpre avec la lessive de potasse.

La résine jaune à odeur rappelant celle de la plante, très amère, n'étant pas colorée par la solution de potasse, est la seule résine irritante.

De leur côté, H. F. Meïer et J. Leroy-Weber, étudiant depuis 1887 (*American Journal of pharmacy*, février 1888) les principes constituants de la Cascara Sagrada ont trouvé que :

1° Les résines ne sont pas amères et forment des composés solubles avec les alcalis et les alcalino-terreux.

2° Le principe amer provient de la décomposition du glycoside qu'ils ont découvert dans la Cascara Sagrada, et qui n'est pas amer lui-même.

3° Cette décomposition du glycoside est occasionnée par un ferment que les auteurs ont isolé.

4° C'est la résine brune (plus abondante (1) dans la

_____

(1) Au sujet de la présence en plus grande abondance de cette résine brune dans la vieille écorce que dans l'écorce fraîchement récoltée, nous pensons, M. Maurice Leprince et moi, que les résines brune et rouge ne sont que des produits d'oxydation de la résine jaune. Ce seul fait de la différence de quantité dans l'écorce, suivant son âge, de cette résine, confirme notre opinion.

vieille écorce que dans l'écurce nouvellement récoltée) qui paraît avoir les plus grandes propriétés laxatives.

Préoccupée de faire disparaître le goût amer désagréable de l'extrait fluide, la maison Parke, Dawis et Cie, de Détroit, Michigan, a proposé, depuis 1887, un nouvel extrait, dit Fluid extract Cascara Sagrada (Formula 1887), dépourvu de toute amertume, et possédant néanmoins les mêmes qualités laxatives que l'ancien extrait, ainsi qu'il résulte des expériences du docteur G. E. Greene (*the praticlioner London Eng.* Juin 1888, p. 435). Cet extrait, selon les auteurs, contiendrait néanmoins le glycoside, dont la décomposition intragastrique permettrait au principe amer de se développer et d'apporter ainsi les propriétés toniques qui lui sont inhérentes à l'organisme qui a ingéré la préparation.

De son côté, Aug. C. Zeig, dont nous avons cité le procédé de recherches et d'étude des différentes résines contenues dans l'extrait fluide de Cascara Sagrada, a imaginé un procédé d'extraction des principes actifs de cette écorce, en enlevant toute amertume à ces principes. D'après ces recherches, 30 centigrammes de cette préparation suffisent pour produire des effets laxatifs marqués sur un adulte.

Par la lecture attentive du résumé que nous venons de faire des différentes opinions des auteurs sur les caractères physiques, chimiques, organoleptiques et physiologiques

---

De plus, nous avons trouvé que lorsqu'on traite de la résine brune préparée depuis longtemps, de nouveau par l'alcool et une lessive alcaline, et que l'on précipite de nouveau, soit par de l'acide acétique étendu, soit par de l'acide chlorhydrique étendu, on peut isoler une nouvelle quantité de résine rouge. Cette dernière résine serait donc la résine la plus oxydée de tous les composants résineux de la Cascara Sagrada.

des résines isolées dans le traitement de la Cascara Sagrada, on a vu que l'accord existe sur une seule résine, la *Résine rouge*, que l'on pourrait appeler le vrai *corps neutre*, car elle est inodore, insipide et sans aucune action physiologique.

Quant aux autres résines, nous avons vu que les uns attribuent à la résine brune un goût amer et une odeur caractéristique, tandis que M. Leprince et moi ne lui trou‑ vons ni goût ni odeur.

Pour les premiers, la résine brune seule possède des propriétés laxatives, tandis que pour nous c'est la *Cascarine* seule qui possède ces propriétés et on ne les retrouve dans les résines que si la *Cascarine* est mélangée à ces dernières. Quant à la résine jaune de M. Leprince, les propriétés que nous lui avons trouvées paraissent provenir de la quantité d'huile fixe qu'elle contenait encore, et que nous avons pu isoler.

D'un autre côté, si MM. Meïer et Leroy‑Webber ont découvert dans la Cascara Sagrada un ferment auquel ils attribuent l'action irritante de certaines préparations de cette plante, s'ils ont constaté après Wenzell l'existence d'un glycoside contenant les principes toniques de la plante ; si d'autre part, le professeur Ecclès a trouvé des traces d'alcaloïde et a dénommé cet alcaloïde la *Rhamnine*, il faut bien avouer qu'aucune étude n'a été faite pour affir‑ mer si l'un quelconque de ces derniers principes consti‑ tuants possédait les propriétés pour lesquelles on emploie surtout la Cascara Sagrada, c'est‑à‑dire une action sinon laxative, du moins copragogue, à dose physiologique, sans occasionner de troubles nerveux (coliques, épreintes, etc.) des viscères digestifs.

RECHERCHES PERSONNELLES

Afin d'élucider complètement la question et déterminer définitivement quels sont les principes réellement actifs, médicamenteux pour ainsi dire, et quels sont les principes nuisibles de la Cascara Sagrada, nous avons prié M. Maurice Leprince de nous préparer les différentes substances isolées jusqu'ici par différents auteurs dans l'écorce du Rhamnus Purshiana.

M. Maurice Leprince nous a envoyé :

1° Une HUILE VOLATILE à odeur vireuse, rappelant celle de l'écorce même, mais beaucoup plus forte qu'elle, colorée en orangé foncé par la potasse.

2° Une HUILE FIXE, brune, inodore, mais excessivement amère, que la potasse colore en pourpre foncé.

3° Une résine dite RÉSINE JAUNE, bien que de couleur brunâtre, à odeur faible, rappelant celle de la plante mais excessivement amère ; la potasse ne la colore pas.

Ces trois substances sont solubles dans les solutions alcalines, dans l'éther et dans l'alcool pur, elles sont insolubles dans l'eau.

4° Une résine dite RÉSINE BRUNE, presque insipide, inodore, colorée en rouge pourpre très vif par la potasse, soluble dans les solutions alcalines, dans l'alcool dilué, très peu soluble dans l'éther, dans l'alcool pur, insoluble dans le chloroforme où la résine jaune est encore un peu soluble.

5° Une résine dite RÉSINE ROUGE, insipide, inodore, colorée en rouge cerise par la potasse, soluble dans les solutions alcalines, dans l'alcool dilué.

6° Une substance pulvérulente, jaune orange très franc à laquelle il a donné le nom de CASCARINE, inodore, insipide, soluble en rouge pourpre foncé dans la potasse, soluble dans les solutions alcalines avec la même coloration, soluble dans l'alcool pur, l'alcool éthéré, assez soluble dans le chloroforme, insoluble dans l'eau.

Au microscope, cette dernière substance se présente sous l'aspect de granulations jaunes et d'abondantes aiguilles prismatiques ou de forme naviculaire, se réunissant en mamelons hérissés.

Toutes ces substances sont précipitées de leur solution alcaline, même bouillante, par les acides.

Il est à remarquer que l'ébullition fait perdre à celles de ces substances qui sont amères, leur amertume, lorsqu'on les précipite ensuite par les acides.

Sans parler ici de l'action physiologique de ces différentes substances, nous ferons seulement remarquer que pour la plupart, les caractères physico-chimiques diffèrent notablement, à l'exception de la RÉSINE BRUNE, des caractères signalés par Prescott.

Nous avons donc cherché à préparer nous-même les différents principes isolés par les auteurs dans la Cascara Sagrada.

Dans ce but, nous nous sommes fait adresser par M. Leprince une assez grande quantité d'extrait brut hydro-alcoolique de Cascara Sagrada, débarrassé néanmoins de l'huile volatile.

Cet extrait solide était d'une couleur brun noir, à odeur rappelant celle de la plante, d'un goût amer intense, soluble dans l'alcool à 90° étendu de son volume d'eau, soluble dans les solutions de potasse et de carbonates alcalins en rouge pourpre intense, précipitables de ces solutions par les acides. En un mot, cet extrait hydro-alcoolique présentait tous les caractères de la résine dite active de Cascara Sagrada.

On dissout à chaud dans eau alcoolisée à 50 0/0 d'alcool à 90°, l'extrait hydro-alcoolique de Cascara Sagrada.

Après dissolution complète on ajoute un dixième de chloroforme, qui entraîne au fond du récipient en se colorant en brun noir, une substance excessivement amère que la potasse, la soude et les carbonates alcalins colorent en pourpre foncé.

On additionne d'eau le liquide surnageant le chloroforme, et on ajoute ensuite une nouvelle quantité de chloroforme qui entraîne, en la dissolvant, une nouvelle quantité de la même substance.

Ces extraits chloroformiques mélangés, après filtration et évaporation, traités par l'éther pur, donnent lieu à la séparation d'une huile fixe, de couleur brun noir, excessivement amère, qui n'est plus colorée en pourpre par les alcalis et les carbonates alcalins et alcalino-terreux, et qui fait tache huileuse sur le papier.

Après cette séparation, l'évaporation de la substance dissoute dans l'alcool éthéré, donne lieu, à un certain degré de concentration, à la précipitation de cristaux de couleur jaune orangé identique à la Cascarine de Maurice Leprince.

Ces cristaux abandonnent un liquide brun jaune présentant tous les caractères de la résine brune de Prescott, mais colorant le papier filtre en jaune.

Le liquide qui surnageait la solution chloroformique est évaporé à douce chaleur, puis la matière soluble dissoute dans une solution de carbonate de soude qui prend une coloration rouge pourpre; on ajoute de l'acide chlorhydrique et il se précipite une substance brun sale, soluble dans l'alcool pur et dans l'alcool dilué, présentant les mêmes caractères que le liquide d'où l'on a extrait ci-dessus la Cascarine.

Les deux produits sont mélangés, évaporés jusqu'à consistance sirupeuse. On ajoute alors de l'éther pur qui entraîne une nouvelle quantité de CASCARINE.

Mais la portion restante après décantation du liquide alcoolisé et éthéré qui a entraîné le produit de M. Maurice Leprince, n'est plus colorée en pourpre par les solutions alcalines, et devient semblable à la RÉSINE ROUGE (de Prescott).

Au sujet de cette dénomination, nous ajouterons même que cette résine n'est nullement rouge, mais brune, et colore le papier filtre en brun sale. Nous ne voyons d'autre raison à sa dénomination que celle-ci : En solution hydro-alcoolique, elle présente une coloration brun rouge sale, tandis que la RÉSINE BRUNE (de Prescott) qui n'a pas été débarrassée de la CASCARINE LEPRINCE présente dans les mêmes conditions une coloration brun jaune.

Dans toutes ces manipulations, le liquide qu'on filtre après addition d'acide, présentant une coloration variable du jaune ambré au jaune brun, suivant le degré de dilution des liquides, a seul conservé l'amertume signalée dans l'extrait fluide américain primitif, mais beaucoup moins

prononcé, car il semble que la plus grande partie du principe amer ait été entraînée par l'huile fixe.

Ce liquide abandonné à lui-même laisse déposer, après
48 heures, une substance soluble en pourpre clair dans
les alcalis et les carbonates alcalins, soluble dans l'alcool
dilué; précipitable de ses solutions alcalines par les acides, et laissant sur le filtre, ainsi que les substances déjà
décrites, un corps brun noir sans odeur, sans saveur, soluble dans les alcalis, et qui paraît être un produit
ulmique, peut-être ce que les auteurs ont appelé un corps
voisin de l'Anthracène, bien que nous n'en voyions pas
la raison, puisque l'Anthracène n'est pas soluble dans les
alcalis.

Quoi qu'il en soit, sur ce dernier point, et sans contro-
ler les recherches au point de vue du ferment, du glycoside
et de l'alcaloïde dénommé Rhamnine, nous résumerons
ici nos recherches personnelles en ce qui concerne les
principes constituants de la Cascara Sagrada.

Lorsqu'après avoir enlevé par des moyens appropriés,
comme l'a fait M. Maurice Leprince, l'huile essentielle
vireuse et détruit le ferment soluble de la Cascara Sagrada,
on prépare un extrait hydro-alcoolique de cette Rhamnée,
on peut isoler:

1° Une HUILE FIXE, faisant tache huileuse sur le papier, soluble dans le chloroforme, l'éther, d'une odeur
forte, rappelant celle de la plante, d'un goût très amer,
soluble dans les alcalis et les alcalino-terreux qui ne lui
communiquent aucune coloration rouge pourpre, précipitable de ces solutions par les acides. Cette huile fixe isolée,
ainsi que nous l'avons fait, paraît, à notre avis, contenir

la Résine jaune qui nous avait été envoyée par M. Maurice Leprince et dont nous avons parlé plus haut.

2° La CASCARINE, soluble en tóute proportion dans l'alcool absolu et l'alcool éthéré, légèrement soluble dans le chloroforme, insoluble dans l'eau pure ou alcoolisée. Cette substance, sur les caractères chimiques et microscopiques de laquelle nous n'avons pas besoin de revenir, paraît avoir une grande affinité pour les huiles et les résines qui la contiennent dans la plante, et la retiennent avec une grande énergie, dans tous les états où elles se trouvent naturellement ou pendant les opérations chimiques. En effet, c'est à la Cascarine seule, qu'est dûe la réaction colorée, rouge pourpre, que l'on obtient en dissolvant ces substances dans des solutions alcalines ou de carbonates alcalins. Et, lorsque par des solutions et des précipitations successives, en faisant intervenir l'alcool éthéré, on parvient à l'enlever à ces substances, alors, l'huile fixe ne présente plus la coloration pourpre avec les solutions alcalines ou alcalines terreuses. Quant à la RÉSINE BRUNE (de Prescott), elle perd ses caractères distinctifs et devient semblable à la RÉSINE ROUGE du même auteur.

3° La RÉSINE ROUGE, inodore, insipide, soluble dans l'alcool dilué, très peu soluble dans l'alcool pur, insoluble dans l'éther. Cette résine soluble dans les solutions alcalines et les carbonates alcalins, prend dans ces solutions une belle couleur brun vif qui devient d'un beau pourpre par une très faible addition de Cascarine..

4° Des PRODUITS ULMIQUES, sans odeur ni saveur, insolubles dans l'eau et l'alcool, solubles dans les alcalis et les carbonates alcalins.

Au point de vue colorimétrique, nous distinguerons :

1° La Cascarine qui colore en jaune orange très franc le papier-filtre, et présente une coloration rose pourpre par l'addition sur le papier d'une solution alcaline.

2° La Résine jaune colorant en jaune orange sale le papier-filtre, et donnant encore une coloration purpurine par l'addition d'une goutte de solution alcaline.

Cette résine n'est qu'une Résine rouge contenant une grande quantité de Cascarine.

3° La Résine brune colorant en brun jaunâtre le papier-filtre, et prenant une coloration rouge sale par l'addition d'une goutte de solution alcaline.

4° La Résine rouge colorant en brun rougeâtre le papier-filtre, prenant une coloration brun clair avec liseré foncé par l'addition d'une goutte de solution alcaline.

Cette résine ne contient pas du tout de Cascarine que les Résines jaune et brune contenaient en proportions décroissantes.

CHAPITRE V

PHYSIOLOGIE

I. — *Action de l'huile volatile.*

La quantité d'huile volatile que nous avions en solution éthérée et en quantité très faible, ne nous a pas permis de faire de nombreuses expériences : nous relaterons néanmoins les effets que nous avons obtenu sur deux chiens.

Exp. I. 23 mars 1891. — Jeune chien de six mois, pesant 3 kilogs 500.

Au moyen d'une seringue à longue canule, on injecte dans l'estomac dix gouttes de solution éthérée d'huile volatile.

15 minutes après, l'animal après avoir présenté de l'agitation et de la salivation, est pris de vomissements successifs à cinq reprises différentes, puis paraît plus calme.

Pas de garde-robes consécutives.

Exp. II. 24 mars. — Chienne de petite taille, âgée de deux ans environ, pésant 4 kilogs 500.

Injection intra-stomachale de quinze gouttes solution éthérée d'huile volatile, l'animal étant à jeun.

5 minutes après, premier vomissement blanchâtre.

15 minutes après, vomissement douloureux, sanguinolent.

1 heure après, garde-robe dure; l'animal étant remis

dans sa cage, on constate 3 heures après qu'il y a eu des selles diarrhéiques non sanguinolentes.

Conclusion : l'huile volatile est nauséeuse, émétique, irritante.

II. — *Action de l'huile fixe de M. Leprince*

Exp. III. 26 mars. — On fait pénétrer à travers une fistule gastrique d'un chien préparé à cet effet depuis trois semaines, 10 centigr. d'huile fixe de Cascara Sagrada dissous dans 5 gr. d'huile d'olives. L'animal est un chien du poids de 8 kil. 100.

L'animal observé pendant deux heures ne paraît pas incommodé. Comme il était à jeun, on lui donne à manger du pain et de la viande bouillie dans des eaux grasses. Un quart d'heure après ce repas, l'animal vomit, puis salive abondamment ; une heure après, garde-robe dure, puis successivement, dans l'espace de deux heures, trois garde-robes de plus en plus diarrhéiques.

Exp. IV. 28 mars. — Sur un chien de 9 kilogs 400, venant de manger depuis une heure, on fait pénétrer par la sonde 20 centigr. d'huile fixe dissoute dans 15 gr. d'huile d'olives, puis environ 100 gr. de lait pour nettoyer la sonde.

Aussitôt après, vomissements alimentaires, mais qui peuvent être attribués au sondage.

Ensuite, l'animal se frotte le museau, cherche à boire, salive abondamment et vomit de nouveau 2 fois en 35 minutes. Pas de garde-robes consécutives, l'huile fixe ayant été rejetée totalement lors du premier vomissement.

Conclusion : l'huile fixe présente les mêmes caractères

physiologiques, nauséeux et irritants que l'huile volatile.

III. — Action de la Résine jaune de M. Leprince

Exp. V. 5 avril. — Le matin à jeun, nous prenons nous-même dans un ovule de gélatine 30 centigrammes de Résine jaune, à 8 heures. A 9 h. 1|2, nous ressentons quelques douleurs entéralgiques ; nous prenons alors une tasse de tilleul très léger, qui nous occasionne dix minutes après quelques nausées, sans vomissement toutefois. Les douleurs intestinales ont persisté jusqu'à une heure de l'après-midi où se produit une première selle demi-dure. Après un léger repas, sans nausées, nouvelle selle plus liquide avec coliques, puis 45 minutes plus tard, selle séreuse, non bilieuse, qui se reproduit à quatre heures toujours précédée de coliques.

Exp. VI. 6 avril. — J'administre à un malade du poids de 74 kilogs, une capsule gélatineuse contenant 30 centigrammes de la même résine jaune, en priant mon malade de bien noter ce qui se passerait. Ainsi que moi-même, le malade a éprouvé des nausées. Une vomituration bilieuse peu abondante, puis une heure plus tard, une selle bilieuse et plusieurs selles liquides, séreuses, incolores, toujours précédées de coliques.

Exp. VII. 6 avril. — Sur une chienne de 11 kilogs 500, j'administre avec la sonde œsophagienne 20 centigrammes de résine jaune, dissoute dans 10 cent. cubes de solution saturée de carbonate de soude, la sonde étant lavée avant d'être retirée, avec 50 grammes de lait.

L'animal ne vomit pas, ne salive pas ; 3 heures après, garde-robe dure et sanguinolente, comme cela se passe souvent chez le chien rendant des matières dures. Deux heures après, l'animal pousse de temps en temps des gémissements, se lève pour faire le tour de la cage, puis émet tout à coup, au milieu de matières glaireuses, des amas de vers cestoïdes. Le chien, revu de 1ı2 heure en 1ı2 heure, a eu des selles glaireuses, avec râclures de boyaux, et a continué pendant 6 heures à présenter des signes d'agitation douloureuse.

Exp. VIII. 8 avril. — Le même chien mis en expérience le 6 avril est repris pour étudier l'action des injections intraveineuses de la Résine jaune.

On découvre l'artère carotide droite dont le bout central est mis en rapport avec un manomètre, tandis que dans le bout central de la veine pédieuse, on va injecter une solution de la Résine jaune dans 10 centimètres cubes de la solution de bicarbonate de soude dont on se sert comme liquide manométrique, mis en rapport avec les vaisseaux de l'animal, pour empêcher la coagulation du sang dans les tubes.

On prend d'abord un tracé normal, puis on injecte lentement la solution résineuse dans la veine pédieuse de façon à ne faire pénétrer que 3 centimètres cubes du liquide par minute.

Il ne se manifeste aucune réaction douloureuse, aucun changement de pression, si ce n'est au moment où l'on enlève et on en replace la serre fine sur le vaisseau, opération qui produit toujours chez les animaux de la douleur se manifestant au manomètre par une élévation de pression et une augmentation du nombre des battements du cœur. L'animal pansé et détaché, ne vomit pas, ne salive pas, ne manifeste aucune agitation et n'a pas de garde-robe de toute la journée.

Conclusion : La Résine jaune qui nous a été remise par M. Maurice Leprince, paraît retirer ses propriétés nauséeuses, purgatives et même drastiques quoiqu'agissant lentement, de l'huile fixe qu'elle doit contenir en certaine quantité. Opinion que nous émettons d'après ses caractères organoleptiques qui se rapprochent de ceux de l'huile fixe. Cette résine jaune, de même que les huiles fixe et volatile nous paraît rentrer dans le second groupe des purgatifs, établi par notre éminent maître M. le docteur Dujardin-Beaumetz, et doit être rangée parmi les drastiques qui augmentent les sécrétions intestinales et les contractions de l'intestin.

De même que M. Tcheltzcff, nous avons observé que les injections intraveineuses ne provoquent aucun phénomène purgatif ou seulement laxatif. Il est vrai que cet expérimentateur employait l'extrait fluide total de Cascara Sagrada, tandis que les expériences précitées n'ont porté que sur la Résine jaune procurée par M. Leprince. Mais contrairement à l'expérimentateur étranger, nous n'avons observé aucune action sur le cœur ou sur le système nerveux. Cela tient probablement à ce que notre résine étant tenue en solution dans un véhicule alcalin, nous avons prévenu ainsi toute formation d'embolie des vaisseaux intracardiaques.

IV. — *Action de la résine brune de M. Leprince.*

Exp. IX, le 2 mai 1891. — Nous absorbons, le matin à jeun, après une garde-robe ordinaire, 30 centigrammes de résine brune pulvérulente enfermée dans un cachet médicamenteux.

Nous n'observons aucun symptôme nauséeux, aucune colique, aucun trouble de l'appétit et nous pouvons vaquer à nos occupations ordinaires toute la journée sans remarquer rien d'anormal. Le soir, au moment du coucher, nous ressentons comme un besoin naturel de défécation et nous obtenons une selle plus molle qu'à l'ordinaire, verdâtre et abondante et qui n'est suivie d'aucune épreinte, d'aucun ténesme. Le lendemain 3 mai, la garde-robe ordinaire est plus molle, plus verdâtre qu'habituellement.

Exp. X, le 10 mai. — Nous donnons à une dame obèse, un cachet semblable à celui que nous avons pris nous-même le 2 mai. Notre cliente allant difficilement à la garde-robe et seulement avec des lavements, nous l'engageons à s'en abstenir ce jour-là. Toute la journée se passe sans que la dame ressente rien d'extraordinaire, lorsqu'au moment du dîner elle ressent un besoin naturel de se présenter à la garde-robe, où elle obtient une selle abondante, demi-dure, de coloration vert brunâtre. Le lendemain matin, sans avoir ressenti aucun trouble pendant la nuit, la même dame obtient une nouvelle garde-robe semblable à celle de la veille au soir, et nous prie de vouloir bien lui procurer encore des cachets merveilleux, nous dit-elle.

Exp. XI, 11 mai. — Chien à la fistule gastrique. On fait pénétrer dans l'estomac, à travers la fistule gastrique, 20 centigrammes de résine brune dissoute dans 10 centimètres cubes de solution manométrique de bicarbonate de soude. L'animal qui n'a pas eu de garde-robe depuis la veille, la dernière garde-robe ayant été dure, crétacée, est remis en cage et nourri comme à l'ordinaire. Le soir on remarque dans la cage une garde-robe demi-dure, jaune brun, entremêlée de parties verdâtres foncées.

Le lendemain, les fèces rendus ont la même consistance demi-dure, mais uniformément jaune vert.

Exp. XII, 12 mai. — Au même chien, on introduit par la fistule gastrique 30 centigrammes de résine brune dissoute dans 10 centimètres cubes de solution manométrique de bicarbonate de soude. L'animal a mangé et n'a point paru incommodé. Cinq heures après garde-robe jaune vert plus clair, mais consistante ; le soir à 7 heures, lorsque nous quittons l'animal, il a encore une garde-robe jaunâtre molle, mais non diarrhéique.

Conclusion. — La résine brune expérimentée est celle qui nous a été remise par M. M. Leprince, ainsi du reste que toutes les substances expérimentées dans cette série et que nous rappelons ici avec leurs caractères.

Huile volatile en solution éthérée, à odeur vireuse forte, très amère, colorée en orange foncé par les solutions alcalines.

Huile fixe à odeur très faible, presque nulle, excessivement amère, colorée en pourpre foncé par les solutions alcalines.

Résine jaune à odeur faible rappelant celle de la plante, excessivement amère, mais n'étant pas colorée par les solutions alcalines.

Ces trois substances, nous l'avons vu précédemment, sont des émétodrastiques, propriétés qu'elles doivent tenir du principe amer irritant que nous avons constaté dans chacune d'elle, et probablement d'autres principes contenus dans les huiles, encore mal déterminées chimiquement. Nous ne pensons pas que dans l'huile fixe et dans l'huile volatile, les phénomènes de flux intestinal observés tiennent à l'action de la Cascarine, dont la coloration par les solutions alcalines nous indique la présence, puisque les effets sont les mêmes, ou mieux plus accentués, dans la résine jaune, bien que l'absence de coloration des solutions alcalines nous montre que cette résine est absolument dépourvue de Cascarine.

Résine brune presque insipide, inodore, colorée en rouge pourpre très vif par les solutions alcalines.

Cette substance, nous venons de le voir, n'est pas nauséeuse, a une simple action copragogue lente, devenant légèrement laxative à haute dose, comme nous l'avons observé chez le chien à fistule. Cette action copragogue paraît être consécutive à une action cholagogue, comme nous l'indique la coloration des fèces. Or, dans cette résine, nous n'avons chimiquement observé que la présence en grande abondance de la Cascarine. Et c'est certainement à ce produit physiquement et microscopiquement défini, sinon chimiquement, du moins jusqu'à la publication prochaine de l'Etude chimique que fait en ce moment M. M. Leprince, qu'est due l'action primitivement çholagogue et consécutivement copragogue, que nous avons constatée dans l'administration de la *résine brune.*

V. — *Action de la résine rouge de M. Leprince.*

Cette résine, on se le rappelle, n'est pas du tout la *résine rouge* de Prescott, non plus que celle que nous avons isolée nous-même, car elle se colore en rouge cerise, dans les solutions alcalines, tandis que la véritable résine rouge, se colore en brun vif lorsqu'elle est pure, ne prenant la coloration cerise vif ou pourpre que par l'addition de Cascarine. Il n'est donc pas étonnant qu'aux doses de 50 centigrammes, ne produisant aucun effet chez l'adulte, comme nous l'avons observé sur nous-même, elle produise sur des chiens de 7 à 9 kilog., des effets cholagogues et copragogues semblables à ceux que produisent 20 centigrammes de résine brune.

Exp. XIII. 15 mai. — Chien de 6 kilog. 900. On fait pénétrer dans l'estomac, par la sonde œsophagienne, 20 centigrammes de résine rouge, dissoute dans 10 centimètres cubes de solution manométrique de bicarbonate de soude, et on fait pénétrer ensuite pendant que l'on retire lentement la sonde, 50 grammes de lait.

L'animal observé toute la journée et ayant rendu avant l'expérience une garde-robe dure, ne présente rien d'anormal; remis en cage, il n'a le lendemain à notre arrivée rendu aucune matière.

Exp. XIV. 16 mai. Chez le même chien, et par le même procédé, on administre 50 centigrammes de résine rouge. Cinq heures après, garde-robe moins dure que la veille, colorée en jaune brun, le lendemain, garde-robe naturelle jaune clair, de consistance normale.

Exp XV. 17 mai. — Chien du poids de 9 kil. 200. Par le même procédé on fait pénétrer dans l'estomac 50 centigr. de résine rouge. L'animal n'a pas été à la garde-robe depuis la veille. Le soir, garde-robe blanchâtre, dures, crétacée; l'animal qui n'a présenté rien d'anormal dans ses habitudes, et a mangé après l'expérience, remis en cage jusqu'au lendemain, est observé le 18 mai au matin et n'a pas eu de nouvelle garde-robe, mais à 11 heures, il rend de nouveaux fèces qui ne sont plus excessivement durs et crétacés mais de consistance ordinaire, colorés en brun. Nourri comme d'habitude, il rend le lendemain, 19, une garde-robe semblable à celle de la veille, c'est-à-dire colorée.

VI — *Action de la Cascarine de M. Leprince.*

Exp. XVI, le 15 octobre — Je prends le matin à jeun 10 centigr. de Cascarine incorporée à du miel. La journée se passe sans que je ressente rien de particulier. Le lendemain après une garde-robe habituelle, je prends une nouvelle dose, de 10 centigr., administrée comme, la veille ; le soir n'ayant rien observé de particulier, je m'administre une nouvelle dose de 10 centigr. ; le lendemain, à l'heure habituelle, garde-robe, les matières fécales sont plus foncées qu'à l'ordinaire. Le soir, je prends une double dose, c'est-à-dire 20 centigr. de Cascarine toujours incorporée à du miel et je suis éveillé la nuit, non par des coliques, mais par des besoins d'aller à la garde-robe où j'obtiens une selle demi-diarrhéique, franchement bilieuse, suivie d'une légère cuisson à l'anus qui passe rapidement. Le lendemain nouvelle selle bilieuse, mais plus consistante. Pendant toute cette période, nous n'avons éprouvé aucun symptôme d'embarras gastrique, nausées, coliques ou inappétence.

Exp. XVII.— Cette expérience faite sur nous-même, nous donnant à penser que la Cascarine de M. M. Leprince constituait un cholagogue important, nous résolûmes de l'essayer sur un de nos clients, M. B., âgé de 37 ans, homme robuste, ayant un embonpoint assez prononcé, car ayant une taille de 1 métre 66 cent., il pesait 80 kilos. A l'examen, ce malade se plaignant de constipation habituelle, avec appétit très accentué, souffrant souvent d'une sensation de pesanteur dans le côté droit, présentait un foie débordant de plus d'un doigt les fausses côtes, et présentant un bord régulier facilement palpable à l'examen. Pensant d'après Monneret que la constipation, symptôme de dyspepsie intestinale, était occasionnée par un défaut de sécrétion de la bile, attendu surtout que les évacuations alvines irrégulières étaient constituées de matières variables comme consistance et comme coloration ; certaines parties très dures et formant comme des noyaux ayant une coloration noirâtre, tandis que la nappe enveloppante, moins dure, quelquefois molle était d'un gris jaunâtre ; je résolus de proposer à mon client l'emploi de la Cascarine en lui conseillant d'englober dans du miel, ainsi que je l'avais fait, les petits paquets de dix centigr. de Cascarine que je lui remis moi-même, à regret, car j'étais loin d'en être riche, par suite de la faible quantité que j'avais à ma disposition.

20 octobre.— M. B. prend le matin à jeun une première dose de Cascarine. 1\2 heure après, soit parce qu'il n'était pas allé à la garde-robe depuis deux jours, soit par reflexe suggestif, il obtient une selle ou mieux une défécation composée de nodules petits et durs, brun noirâtre . Une heure après, nouvelle selle muqueuse. Le malade que nous voyons dans la journée, est enchanté de nous annoncer les heureux résultats de notre médication, et très étonné de

nous voir souriant et sceptique, car la deuxième défécation était bien loin de présenter les caractères que nous attendions. Nous sommes obligé d'insister pour lui faire promettre qu'il prendra une nouvelle dose de Cascarine le soir et pour lui faire comprendre que les effets obtenus le matin sont la conséquence de la suggestion. Le malade nous obéit cependant, prend le soir une nouvelle dose de Cascarine, le lendemain matin une troisième dose et le soir une quatrième dose, sans effet du reste. Le jour suivant il rend naturellement une selle moulée, uniformément colorée sans effort, sans fatigue. Le soir il prend le dernier paquet que nous avons pu mettre à sa disposition. Le lendemain nouvelle selle semblable à celle de la veille, et l'effet s'est continué trois jours.

A notre grand regret ne pouvant plus lui procurer d'autre Cascarine, nous lui donnons du salicylate de soude à la dose de 1 gr. et 2 cuillerées à soupe d'huile d'olives. Mais nous n'avons pas à nous occuper ici des heureux effets de cette médication chez les constipés par suite de congestion du foie, nous aurons occasion d'y revenir dans un autre travail.

Exp. XIX. 23 octobre. — Sur notre chien à fistule gastrique, nous faisons l'expérience suivante. Après l'avoir nourri pendant cinq jours avec de la viande, très peu d'eau et lui avoir donné une grande quantité d'os à ronger, pour obtenir une constipation, ou du moins des matières concrètes, dures, crétacées, blanchâtres et presque décolorées avec nodules noirs, le matin, nous faisons pénétrer par la canule dix centigrammes de Cascarine dissoute dans 10 centimètres cubes de solution manométrique de bicarbonate de soude. Le soir, même administration d'une égale dose. Le lendemain 24 octobre, aucune défécation n'étant survenue, nous administrons une nouvelle dose semblable aux autres. Vers deux heures, première défécation dure, blanchâtre, crétacée, avec rognon volumineux présentant des stries sanglantes comme cela s'observe souvent chez les chiens constipés ayant mangé des os. Le soir à cinq heures, défécation demi-dure, facile, colorée en vert foncé. L'animal prend comme nourriture la pâtée que l'on prépare ordinairement pour les chiens. Le jour suivant, nous trouvons au matin une défécation demi-dure, jaunâtre, uniformément colorée ; le soir, nouvelle défécation de consistance normale, également colorée en jaune verdâtre. Le surlendemain, c'est-à-dire deux jours après l'administration de la dernière dose de Cascarine, l'animal ayant reçu la même nourriture, rend de nouveau, dans la journée, deux selles normales, de même consistance et toujours uniformément colorées.

Conclusion. — La Cascarine préparée et isolée par M. Maurice Leprince est le seul principe morphologiquement défini de la Cascara Sagrada, et le seul ayant une action nette localisée sur les organes digestifs, du moins sur le foie, glande annexe du système digestif. Son action, du moins à petite dose, n'est pas prompte, mais elle est efficace, et son effet se continue assez longtemps. Peut-être, en donnant des doses plus fortes obtiendrait-on un effet plus rapide, mais, étant donné que nous avions une très faible quantité de cette substance, nous n'avons pu nous livrer à ces essais ni les multiplier. Quoi qu'il en soit, cette substance, dont les caractères organoleptiques sont nuls, n'a pas d'effets réflexes ou de retentissement sur les

autres systèmes de l'économie. Elle ne provoque ni bour-
donnements d'oreilles comme le salicylate de soude, ni dé-
goût comme l'huile d'olives prise à haute dose, et ne
nécessite pas de précaution comme le calomel.

A notre avis, les selles obtenues tardivement, c'est-à-
dire cinq heures après l'administration de la Cascarine, ou
après plusieurs doses de Cascarine, ainsi que nous l'a-
vons observé sur nous-même, ne tiennent pas à l'action
de la Cascarine sur les parois intestinales, dont elle exci-
terait la contractibilité, mais bien plutôt à l'écoulement
de la bile qu'elle provoque à petites doses répétées. La
bile est alors l'excitant de la tunique intestinale dont les
mouvements péristaltiques sont accrus, et consécutivement la Cascarine primitivement cholagogue devient copragogue à ces doses minima. Nous verrons plus loin,
dans les expériences que nous avons faites avec la Cascarine que nous avons préparée nous-même, et qui est
identique à la Cascarine de M. Maurice Leprince, qu'à
dose plus forte, la Cascarine, tout en conservant ses propriétés cholagogues, devient primitivement copragogue,
sans que pour cela, elle présente aucun des inconvénients
signalés chez d'autres cathartiques. Ainsi même aux doses
de 1 gramme, elle ne provoque ni nausées, ni coliques,
ni diarrhée séreuse, ni cuisson, ni épreintes, ni constipation consécutive.

Nous avons vu au chapitre des recherches personnelles
de Pharmacologie, que les substances envoyées par M. Leprince ne présentent pas, pour certaines d'entre elles (*Résine rouge, Résine jaune*) les caractères signalés par
Prescott, nous avions résolu de retirer nous-même d'un
extrait hydro-alcoolique complet de Cascara Sagrada, les

différents principes signalés par l'auteur américain. Nous avons vu que nous avions pu ainsi isoler une *huile fixe* dépourvue de Cascarine; une *Résine rouge* identique à celle de Prescott; enfin une *Résine brune* également identique à celle de Prescott et de M. Leprince, et nous avons établi que cette résine brune ne différait de la résine rouge que par sa teneur *en Cascarine* dont la résine rouge de Prescott est absolument dépourvue, tandis que celle de M. Leprince en contenait encore en quantité notable. Ayant pu retirer de la résine brune toute la Cascarine qu'elle contenait, nous avons obtenu, comme résidu, une substance identique à la résine rouge de Prescott. De plus, nous avons isolé une assez grande quantité de Cascarine, identique à celle de M. Leprince.

Pour la clarté des expériences que nous allons relater, nous répétons ici que nous avons classé les différents produits que nous avons isolés sous les noms suivants :

Huile fixe très amère, ne se colorant pas en se dissolvant dans les solutions alcalines.

Cascarine insipide, inodore, tachant le papier en jaune, soluble en pourpre dans les alcalis.

Résine jaune insipide, inodore, tachant en jaune sale le papier, soluble en rouge pourpre dans les alcalis.

Résine brune insipide, inodore, colorant en brun jaunâtre le papier, soluble en rouge brun dans les alcalis.

Résine rouge inodore, insipide, colorant en brun rougeâtre le papier, soluble en brun dans les alcalis.

Action de l'huile fixe pure

Exp. XX. 16 janvier 1892. — Le 5 janvier, nous avons

pratiqué sur une chienne du poids de 9 kilos 400, une
fistule gastrique, et au 16 janvier, l'animal étant dans un
état absolument physiologique, nous introduisîmes à travers
la canule fixée à la fistule gastrique 40 centigrammes
d'huile fixe dissoute dans 10 grammes d'huile d'olive. L'a-
nimal était à jeun. Dix minutes après l'introduction de
l'huile fixe, l'animal est pris de vomissements spumeux
d'abord puis bilieux, la salivation est abondante, les vomissements se renouvellent fréquemment pendant 40 minutes, puis s'arrêtent. L'animal est agité, pousse de temps
à autre des gémissements et 45 minutes après le début
de l'expérience, il rend une selle dont la première partie
est moulée, sert pour ainsi dire de bouchon, qui donne
issue à sa sortie à une diarrhée séreuse, où l'on découvre
comme des raclures de boyaux, des lambeaux de cestoïdes,
et même quelques filets sanguinolents. Cette diarrhée se
renouvelle 17 minutes après, présentant les mêmes caractères, mais avec des filets sanguinolents plus abondants.
Dans les cinq heures qui ont suivi, l'animal a eu neuf
défécations analogues dont les dernières cependant ne
présentaient plus de stries sanglantes. Le lendemain, l'a-
nimal, qui n'a pas mangé depuis vingt-quatre heures,
refuse la nourriture qui est laissée dans sa cage, où on
ne trouve pas de nouvelles défécations. Le 18, l'animal
qui avait laissé une partie de sa nourriture de la veille,
reparaît prendre son état normal et mange, bien que
n'ayant pas eu encore de nouvelle défécation.

Exp. XXI. 18 Janvier. — Chez un chien du poids de
11 kilos 150, on introduit par la sonde œsophagienne, l'a-
nimal étant à jeun, quinze centigrammes d'huile fixe,

dissoute dans vingt grammes d'huile d'olives, et, en retirant la canule, on fait passer dans l'estomac environ cent grammes de lait tiède. L'animal détaché ne présente d'abord rien d'anormal, mais dix minutes plus tard, il est agité, fait des efforts pour vomir, d'abord infructueux, qui se terminent cinq minutes après par un vomissement abondant glaireux dans lequel flottent des morceaux de lait caillé. Vingt minutes plus tard, nouveau vomissement peu abondant, spumeux. L'animal salive et se plaint constamment. Trente minutes plus tard, c'est-à-dire cinquante minutes après l'ingestion médicamenteuse, l'animal qui était entré la veille au laboratoire rend en criant un gros boudin de matière très dure, blanchâtre, crétacée, noduleuse, qui paraît englobé dans une pellicule sanglante avec raclure de boyaux ; l'animal se plaint continuellement. Remis en cage et observé le soir, on trouve le récipient garni de matières diarrhéiques, avec nuage jaunâtre, l'animal est triste et continue à se plaindre.

Exp. XXII. 19 Janvier. — Le même animal, qui n'a pas voulu manger, est repris sur la table à expérience et chloroformé. On ouvre l'abdomen, on isole une anse intestinale que l'on comprend entre deux ligatures, sans léser les nerfs ni les vaisseaux appartenant à cette anse, et, avec une fine canule, on y injecte dix centigrammes d'huile fixe dissoute dans cinq centimètres cubes d'huile d'olive.

L'abdomen est recousu, l'animal recouvert afin qu'il ne se refroidisse pas. Quarante minutes après, on rouvre l'abdomen, afin d'examiner l'anse intestinale en expérience. Elle est violacée, marbrée, non distendue de liquides ou de gaz, mais épaissie, comme revenue sur elle-même, et ani-

mée de mouvements vermiculaires. L'animal est sacrifié et
on ouvre cette anse intestinale dont la muqueuse est
rouge foncé, boursoufflée, grosse et comme imbibée d'huile.
Les vaisseaux chylifères de cette anse, non seulement ne
paraissent pas plus gonflés et plus blancs que ceux du
reste de l'intestin, mais ils sont même imperceptibles,
comme si l'huile d'olives qui servait de véhicule à la substance médicamenteuse n'avait pas été absorbée par cette
voie ordinaire.

Conclusion. — L'huile fixe que nous avons préparée,
est identique au point de vue physiologique à l'huile fixe
préparée par M. M. Leprince, son action irritante s'exerce
sur les muqueuses qu'elle touche en y provoquant les mouvements des tuniques musculaires (vomissements, mouvements péristaltiques). Ce péristaltisme exagéré, donne lieu
pobablement à une hypersécrétion des glandes à mucus,
mais sûrement occasionne des phénomènes douloureux. Nous
n'insisterons pas sur son rôle vermicide, car les phénomènes
généraux qu'elle provoque sont de nature à lui faire préfé-
rer des tœnicides moins violents quoique tout aussi effi-
caces. Quant aux vomissements bilieux rendus par le
premier animal en expérience et aux selles bilieuses ren-
dues par le second, nous ne saurions les attribuer à une
action spéciale sur l'organe hépatique, mais bien plutôt aux
violentes contractions, tant de l'estomac que des tuniques
musculaires de l'intestin dont l'effet est toujours de faire
déverser dans ces organes le contenu de la vésicule
biliaire.

Action de la Cascarine

Exp. XXIII. 20 janvier. — La chienne porteuse d'une

fistule gastrique et qui a servi à l'expérience du 16 janvier, étant complètement remise et dans son état normal, est reprise pour servir aux expériences sur la Cascarine. Depuis le 18, l'animal a été soumis au régime de la viande et on lui a procuré beaucoup d'os de volaille. Le 20 janvier au matin sa garde-robe est dure, noirâtre avec parties crétacées friables. A 1 heure, on fait pénétrer à travers la canule de la fistule gastrique, 10 centigrammes de la Cascarine que nous avons préparée nous-même et qui, quoique d'un jaune moins franc, moins brillant que la Cascarine de M. Leprince, a les mêmes caractères microscopiques. On a fait dissoudre cette quantité de Cascarine dans 10 centimètres cubes de solution manométrique de bicarbonate de soude. L'animal fait ensuite son repas (viande, os de volaille, 150 grammes d'eau). Mis en observation jusqu'à 7 heures, l'animal n'a rien présenté d'anormal, n'a pas eu de garde-robe. A 7 heures, nouvelle injection intrastomachale de 10 centigrammes de Cascarine dissoute dans 10 centimètres cubes de solution manométrique de bicarbonate de soude. Nouveau repas moins copieux que celui du matin.

Le 21 janvier, l'animal observé le matin, n'a pas eu de selle, on lui donne un repas semblable à celui de la veille au matin.

A une heure, on trouve dans le récipient de sa cage, une garde-robe composée de deux parties : l'une dure, avec noyaux crétacés, friables, l'autre de consistance ordinaire, en boudin, d'un vert noirâtre. On fait une troisième injection intrastomachale de Cascarine, semblable aux précédentes. Vers six heures, on trouve dans le récipient de sa cage une garde-robe de consistance normale,

moulée et jaunâtre. Le lendemain, sans qu'il y ait eu nouvelle injection, et le régime alimentaire ayant toujours
été le même, garde-robe moulée, normale, jaunâtre.

Exp. XXIV. 21 janvier. — Chien de 18 mois environ,
pesant 8 kilogs 600, soumis à un régime exclusivement carnassier, avec os de volaille et 300 grammes d'eau par
jour, depuis le 16 janvier. Avec une sonde œsophagienne,
on fait pénétrer dans l'estomac de l'animal qui n'est pas
allé à la garde-robe depuis la veille, dans la nuit, et a
rendu une garde-robe dure, noire, mamelonnée avec parties jaunes, blanchâtres, friables, 10 centigrammes de Cascarine préparée comme pour l'expérience précédente.
L'animal remis en cage, reçoit un repas semblable aux
précédents. A six heures, rien d'anormal n'étant survenu
chez l'animal en expérience, on lui renouvelle l'injection
intrastomachale du matin, puis on lui donne un nouveau
repas. Le lendemain, 22 janvier, à 1 heure, l'animal qui a
pris son repas ordinaire à 10 heures du matin, n'a rendu
encore aucune garde-robe. On lui fait une nouvelle injection intrastomachale semblable à celle de la veille. Le
soir, à 6 heures, nous observons dans le récipient de la
cage, une garde-robe dure, concrète, crétacée, friable,
avec parties noires ; l'animal ne reçoit pas de nouvelle injection, et on lui donne un repas semblable à ceux de la
veille et du matin. Le lendemain, 23 janvier, nous trouvons dans la cage des matières fécales, d'une coloration
jaune verdâtre, demi-consistantes, moulées. L'animal fait
son repas ordinaire, et, lorsque nous le retrouvons à une
heure, il a encore fait une garde-robe franchement jaune
et de consistance ordinaire.

Exp. XXV. 25 janvier. — Le chien qui a servi à l'expérience XXIV, et qui a continué, bien qu'il n'ait pas eu de nouvelle injection de Cascarine, à rendre des selles moulées, de consistance normale, et de couleur vert jaunâtre, est mis sur la table à expérience. On découvre l'artère carotide gauche qui est mise en rapport avec un manomètre, la veine pédieuse gauche, et on prépare la région hépatique droite, de façon à mettre à nu la vésicule biliaire que l'on trouve pleine de bile, mais non distendue, bien que l'animal ait pris son repas 4 heures avant.

On prend un tracé artériel, normal, on incise la vésicule pour la vider et on y introduit une canule de verre, portant un petit tube de caoutchouc. On lie la vésicule biliaire sur la canule.

Pendant que l'on prend un tracé normal, et après avoir laissé se calmer l'agitation qui suit toujours l'enlèvement de la serre-fine et la pénétration rapide du liquide manométrique dans les vaisseaux artériels, on pousse très lentement dans le bout central de la veine pédieuse 30 centigrammes de Cascarine dissoute dans 5 centimètres cubes de la solution manométrique de bicarbonate de soude.

Pas de changement dans la pression artérielle et par conséquent pas de douleurs, pas d'anxiété. On repose sur le bout central de l'artère une serre-fine et on attend en observant le tube mis en rapport avec la vésicule biliaire. Au bout de 23 minutes, la bile commence à s'écouler, d'abord par gouttes épaisses, vert jaunâtre, avec filets de sang qui sont dus probablement à la pénétration du sang dans la vésicule pendant l'opération, puis, peu à peu, les gouttes deviennent moins épaisses, moins denses, plus fréquentes, d'une couleur jaune citron mais un peu foncé. Après 30 minutes, la bile coule goutte à goutte, sans interruption pour ainsi dire, et nous avons pu en recueillir 10 centimètres cubes. L'animal est sacrifié, le foie ni les intestins ne présentent rien d'anormal.

Exp. XXVI. 27 janvier. — Chienne de 9 kilog. 320, âgée de 3 ans environ, et qui est astreinte au régime carnassier, avec 300 grammes d'eau par jour, depuis le 16 janvier. Mise en cage spéciale et tenue en observation depuis le 24, elle n'a eu qu'une garde-robe le 24 au soir. Cette garde-robe était dure, concrète, noirâtre avec nodules crétacés friables et filaments sanguinolents. Le 27 à 1 heure, on introduit par la sonde œsophagienne, dans l'estomac, 10 centigrammes de Cascarine dissoute dans 10 centimètres cubes de solution manométrique et on nettoie, comme on l'a toujours fait, la sonde pendant qu'elle est retirée de l'estomac, en y faisant passer 50 grammes d'eau ordinaire. L'animal est remis en cage et observé; rien de nouveau n'étant survenu, le soir on lui fait une nouvelle administration de 10 centigrammes de Cascarine. Le lendemain matin, rien dans le récipient. L'animal prend son repas ordinaire et, à 1 heure, on lui fait une troisième injection de 10 centigrammes de Cascarine. A 7 heures, aucune garde-robe, il y a par conséquent 4 jours qu'aucune selle n'a été rendue. Pas de nouvelle injection de Cascarine. Le lendemain, on trouve dans le récipient de la cage des amas considérables de matières dures, noirâtres, avec énormes noyaux crétacés, friables, le tout enveloppé d'une gangue à stries sanglantes. En outre, ayant passé à travers le grillage, des matières diarrhéiques séreuses, jaunâtres, et, à côté de tout cela, une garde-robe demi-molle, jaunâtre. L'animal fait son repas du matin, et, observé toute la journée, rend le soir une nouvelle garde-robe moulée, de consistance uniforme et de couleur jaune verdâtre.

Exp. XXVII. 29 janvier. — La chienne qui a servi à l'expérience XXVI, et qui a eu le matin une garde-robe normale, est mise sur la table à expérience. On prépare l'artère carotide gauche et la région hépatique droite pour isoler la vésicule biliaire que l'on trouve presque vide : on l'incise et on y introduit une canule de verre munie d'un tube de caoutchouc, on lie la vésicule sur la canule. Ceci fait, et l'animal étant anesthésié depuis le commencement de l'opération, on ouvre l'abdomen et on prépare une anse intestinale sur une longueur de 30 centimètres environ. On fait une ligature à chaque extrémité, en ayant bien soin d'épargner les nerfs et les vaisseaux, les vaisseaux lymphatiques sont gorgés de chyle. On fait deux incisions, supérieure et inférieure, du bord libre de l'intestin préparé à l'opposé de la lame mésentérique, et on fait passer à travers cette portion, 1⁄2 litre d'eau tiède à 38° c. qui chasse devant elle des matières chyleuses. L'anse intestinale étant ainsi nettoyée, on repose 2 ligatures au-dessous et au-dessus des incisions, on attire et on fixe la partie supérieure de l'anse intestinale aux bords de la plaie, et on recoud soigneusement les plaies. On cesse alors la chloroformisation et on attend que l'animal soit complètement réveillé. On prend alors un tracé artériel et l'on constate que la pression de 16 centimètres de mercure est tombée à 9. La bile n'a pas coulé du tout par le tube de caoutchouc, et on y pousse une injection d'eau tiède qui ressort jaunâtre avec caillots sanguinolents. Tout étant ainsi préparé, 1 heure 1|2 après le début de l'expérience, et 1 heure après la préparation de la vésicule biliaire, on injecte dans l'anse intestinale ligaturée et qui a été fixée à sa partie supérieure, 40 centigrammes de Cascarine dissoute dans 10 centimètres cubes d'huile d'olives. On enlève en même temps une ligature pour observer les vaisseaux lymphatiques, et l'on constate que ceux de la région préparée sont presque invisibles. A 4 heures, c'est-à-dire 58 minutes après l'injection intra-intestinale de la Cascarine, on voit s'écouler par le tube fixé à la vésicule biliaire une première goutte de bile jaune verdâtre assez foncée. 1 minute après, nouvelle goutte grasse épaisse et de même aspect. 33 secondes plus tard, la goutte est plus liquide, plus jaune, puis les gouttes apparaissent de plus en plus fréquentes, et dans l'espace de 15 minutes, nous en récoltons plus de 3 centimètres cubes. Nous rouvrons alors la plaie abdominale et nous constatons :

1° Que les vaisseaux lymphatiques de la région préparée sont turgescents, bien plus que ceux des autres régions intactes.

2° Que l'anse intestinale est de coloration normale, non distendue, mais non rétractée, si ce n'est à la partie inférieure, sur une longueur de 7 à 8 centimètres où l'intestin paraît dur et présente des mouvements assez prononcés.

L'animal est sacrifié, son foie trouvé normal.

Conclusion. — Les expériences que nous venons de relater nous démontrent que la Cascarine que nous avons pré-

parée est identique physiologiquement et morphologiquement à la Cascarine de M. M. Leprince. Elle nous ont
permis en outre de bien mettre en lumière ceci :

La Cascarine est un cholagogue qui agit pour augmenter la sécrétion biliaire, après avoir été absorbée et avoir
pénétré dans le sang. Par absorption, les doses doivent
être fortes pour agir rapidement, puisque sur un chien de
9 kilogr. nous en avons injecté 40 centigrammes pour
avoir l'effet cholagogue rapide, mais moins cependant que
lorsque nous avons injecté directement dans le système
veineux 30 centigrammes seulement de la même substance.
Il semble en outre que cette substance agisse par sommation, c'est-à-dire que de petites doses qui paraissent
d'abord inactives, étant ingérées dans l'estomac, finissent
par provoquer l'effet voulu, c'est-à-dire l'écoulement de
la bile dans l'intestin, et l'action copragogue consécutive
l'augmentation de l'écoulement régulier de cette bile.

Quant à l'action purgative ou simplement laxative de
la Cascarine, à notre avis elle n'existe pour ainsi dire pas,
car nous avons vu que 40 centigrammes de Cascarine
étaient loin de produire les contractions péristaltiques
exagérées et pour ainsi dire le tétanisme de la tunique
musculaire intestinale provoqué par 10 centigrammes
seulement d'huile fixe, administrée de la même façon.

Action de la Résine rouge

Exp. XXVIII. 1ᵉʳ février. — Sur notre chienne à fistule
gastrique, nous avons essayé l'action de la Résine rouge
pure, c'est-à-dire absolument dépourvue de Cascarine, et
se colorant en brun par l'action d'une solution de potasse.

Nous avons administré à cet animal, matin et soir, tout
en lui faisant suivre un régime exclusivement carnassier
(viande, os de volaille, 300 grammes d'eau par jour), de
façon à obtenir de la constipation et des selles dures, crétacées ; nous lui avons administré, disons-nous, successivement 10 centigrammes, 15 centigrammes, 20 centigrammes, 30 centigrammes, 40 centigrammes, 50 centigrammes de Résine rouge, toujours dissoute dans 10 centimètres cubes de solution manométrique de bicarbonate
de soude. Le seul effet que nous ayons obtenu au quatrième jour, c'est-à-dire le 4 février, a été une selle excessivement dure, noire, avec noyaux très durs, très
friables et gris noirâtre. Pendant tout ce laps de temps,
c'est-à-dire en 4 jours, l'animal n'a eu que 2 garde-robes,
l'une le premier jour au soir, normale pour son régime,
c'est-à-dire dure, inégale comme consistance, avec noyaux
blanchâtres, friables et volumineux, l'autre le quatrième
jour, et dont nous venons de parler plus haut.

Conclusion. — On ne sera pas étonné de voir la différence des résultats obtenus par l'administration de notre
Résine rouge, absolument dépourvue de Cascarine, et par
l'administration de la résine rouge de M. Leprince (Expériences XIII, XIV, XV) qui, on se le rappelle, était colorée en rouge cerise par la potasse. La Résine rouge de
M. Leprince était cholagogue et copragogue, par suite de
la présence de la Cascarine, tandis que la nôtre n'est
nullement cholagogue ; et non seulement elle n'est pas
copragogue, mais même elle accentue la constipation.

Action de la Résine brune

Exp. XXIX. 8 Février. — Nous reprenons le 8 février

la chienne portant la fistule gastrique, et qui a été remise au régime ordinaire, c'est-à-dire reçoit de la soupe avec relief de viande et de repas. On lui injecte successivement dix centigrammes de Résine brune, dissoute dans dix centimètres cubes de solution manométrique le matin et le soir ; le 9, vingt centigrammes matin et soir (la chienne a eu comme à l'ordinaire une garde-robe dans la journée); le 10 février, on injecte matin et soir trente centigrammes de Résine brune : une seule défécation dans la journée. Le 11 février, au matin, on trouve dans le récipient de la cage des matières demi-dures, jaune verdâtre. La chienne ne reçoit pas de nouvelle injection de Résine brune. Dans la journée, elle rend une autre garde-robe, peu copieuse, et, jusqu'au 13, elle rend régulièrement 2 garde-robes par jour.

Conclusion. — La Résine brune, préparée par nous-même, contient une certaine quantité de Cascarine, et la potasse la colore en rouge brunâtre, de là son action à doses répétées et progressives, comme cholagogue et copragogue. Mais elle est loin d'en contenir autant que la Résine brune extraite par M. Maurice Leprince, aussi voyons-nous qu'elle est loin d'être aussi active que cette dernière. Nous avons jugé inutile de multiplier des expériences au sujet de cette Résine brune (bien qu'elle présente un certain intérêt, en présence des propriétés exclusives que lui attribuent les auteurs américains), parce que les expériences que nous avons faites sur la Résine brune de M. Leprince viennent confirmer notre opinion que son action copragogue tient à la présence de la Cascarine qu'elle contient.

Action de la Résine jaune

Exp. XXX. 19 février. — C'est encore notre chienne à fistule gastrique, dont on n'a pas changé le régime, qui est le sujet de nos expériences sur la Résine jaune. Le 19 février, on lui injecte le matin, par la canule de sa fistule gastrique, dix centigrammes de Résine jaune dissoute dans dix centimètres cubes de la solution manométrique de bicarbonate de soude ; l'animal fait ensuite son repas et n'est nullement incommodé. Il a eu une garde-robe avant l'injection et ne défèque pas de la journée ; le soir, à 6 heures, nouvelle injection de dix centigrammes de Résine jaune. Le lendemain, 20, on trouve une garde-robe ordinaire, mais plus jaunâtre, dans le récipient de la cage. L'animal reçoit une injection de vingt centigrammes de Résine jaune, puis mange sans être incommodé. Dans la journée se produit une selle plus molle, mêlée de jaune et de vert. On ne fait pas de nouvelle injection. Le 20 février, au matin, on trouve une garde-robe normale, mais jaunâtre, dans le récipient de la cage. L'animal nourri comme à l'ordinaire, défèque encore une fois dans la journée.

Exp. XXXI. 22 février. — Chien de 7 kilogs 900, nourri depuis huit jours à la viande avec os de volaille et 300 grammes d'eau par jour, l'animal n'a pas été à la garde-robe la veille, et la dernière défécation se composait de matières de consistance normale, noirâtres, avec gros nodules jaunes blanchâtres, de matière dure, friable. Le 22 février, au matin, on injecte dans l'estomac, par la sonde œsophagienne, dix centigrammes de Résine jaune, dissoute dans dix centimètres cubes de la solution manométrique, et en retirant la sonde on la nettoie en y faisant passer 50 grammes environ de lait. L'animal fait ensuite son repas ordinaire. La journée se passe sans aucune défécation, et le soir, à 6 heures, nouvelle injection intra-stomachale semblable à celle du matin. Le 23 février, au matin, on trouve dans le récipient de la cage une garde-robe dure, noirâtre, avec nodules énormes friables; on donne à l'animal son repas ordinaire et on lui fait une troisième injection de Résine jaune, mais celle-là de vingt centigrammes; pas de défécation dans la journée et le soir, à 7 heures, quatrième injection de Résine jaune, faite comme celle du matin, c'est-à-dire de vingt centi-grammes. Le 24 février, au matin, on retrouve le réci-pient à moitié plein de matières dures et molles, noirâtres et jaunâtres entremêlées, comme si l'animal, après une garde-robe normale, avait eu une diarrhée bilieuse. Il ne paraît pas fatigué du reste, aboie joyeusement et se jette avidement sur la nourriture. On ne fait pas de nou-velle injection et, dans la journée, l'animal rend, vers le soir, une autre garde robe moulée, normale, vert jau-nâtre.

Conclusion. — Notre Résine jaune qui, on se le rap-pelle, colore en jaune sale le papier-filtre, se dissout en pourpre vif dans les solutions alcalines, est un mélange en parties égales pour ainsi dire de Résine rouge inerte et de Cascarine. C'est toute autre chose, il faut le reconnaître, que la Résine jaune de A.-B. Prescott qui ne se colore pas dans les solutions de potasse, et toute autre chose que la Résine jaune de M. Leprince, car cette dernière, bien loin d'être insipide, est, au contraire, excessive-ment amère; bien loin d'être inactive, elle est, au con-

traire, essentiellement irritante et drastique, presque au
même degré que l'huile fixe qui nous a été remise par
M. Leprince, et qu'elle contient du reste en grande
quantité.

Le mélange en parties égales de Résine rouge et de
Cascarine auquel nous avons donné le nom de Résine
jaune, a donc des propriétés cholagogues et consécutivement copragogues, plus accentuées que la Résine brune
qui contient bien moins de Cascarine, mais moins pronon-
cées que celles de la Cascarine pure.

Elimination de la Cascarine

Nous avons cherché si la Cascarine était éliminée en
nature par les urines, et dans ce but nous avons d'abord
recherché si la Cascarine, dissoute dans des urines alcalines, *in vitro,* présentait ses caractères colorimétriques
normaux. Ses caractères sont intacts, la Cascarine se dissout en pourpre vif dans des urines alcalinisées avec de la
potasse.

Cela fait, nous avons procédé à l'examen méthodique
des urines émises après l'absorption d'une assez forte dose
de Cascarine, soit 50 centigrammes, qui n'ont produit du
reste qu'un effet laxatif et ont provoqué trois selles normales, non diarrhéiques, sans coliques.

Nous n'avons pu déceler la présence de la Cascarine
dans nos urines. Nous pensons donc que la Cascarine est
décomposée dans l'organisme. La seule observation, d'ail-
leurs très incertaine que nous ayons faite, est que les
urines présentent une coloration jaune plus foncée, mais
pas du tout rougeâtre, comme cela s'observe après l'absorption de l'*acide chrysophanique.*

Conclusions générales.

Sans parler ici du glycoside du professeur Wenzell, du ferment isolé par MM. H. J. Meïer et J. Le Roy-Webber, de l'alcaloïde (Rhamnine) de M. R. G. Ecclès, produits sur lesquels n'ont pas porté nos expériences, nous pouvons dire que les résultats de nos expériences sur les différents produits que nous avons isolés, expliquent parfaitement les différentes opinions des expérimentateurs ou des thérapeutes qui ont employé différentes préparations de Cascara Sagrada.

Et d'abord, disons tout de suite que la distinction faite des *résines rouge* et *brune*, ne doit pas exister.

I. — La Résine rouge, présentant tous les caractères signalés par le docteur A. B. Prescott (avril 1879, *American Journal of Pharmacy*, p. 166), tant au point de vue des réactions chimiques qu'à celui des caractères organoleptiques, est la seule résine nettement définie ; elle est inactive.

II. — La Résine brune du même auteur, n'est à notre avis qu'un mélange de résine rouge avec de la *Cascarine* et probablement avec de l'*huile fixe*. Cette dernière est très amère, lui communique des propriétés irritantes et même drastiques, parfois dangereuses, ainsi que l'ont signalé les docteurs C. M. Fenn (*Therapeutic Gazette*, 1888), G. E. F. Greene (*Practitionner*, juin 1888), R. O. Cotter (*Atlanta medical and chirurgical Journal*, mars 1888). De la *résine brune* isolée, par Aug. C Zeig (*Association pharmaceutique américaine*, 1889), nous dirons qu'elle nous paraît être un mélange de résine rouge, de Cascarine et d'huile fixe en quantité équivalente, étant donné ses propriétés purgatives très actives.

La *résine brune* isolée, par MM. H. F. Meïer et J. Le Roy-Webber (*American Journal of Pharmacy*, février 1888), qui n'est pas amère, est comme le composé auquel nous avons donné le nom de *résine jaune*, un mélange en proportions à peu près égales de *résine rouge* et de Cascarine.

La *résine brune* préparée par M. Georges W. Kennedy (*Association pharmaceutique américaine* 1885 et *American Journal of Pharmacy*, octobre 1885), qui représente 6,33 0/0 de l'écorce est semblable à celle du professeur A. B. Prescott. L'auteur reconnaît en outre qu'elle contient une petite quantité d'huile fixe jaune.

Nous sommes très heureux pour notre part de cette constatation faite par un savant étranger et qui vient absolument corroborer nos recherches particulières.

Bien plus, M. Georges W. Kennedy a reconnu comme nous qu'un acide ne précipite pas d'une solution potassique, la totalité des principes actifs et des résines en général. Bien loin de là, l'évaporation des filtrations aqueuses lui a permis de recueillir encore un extrait soluble en rouge pourpre dans la solution potassique (réaction, nous le savons, qui est spéciale et exclusive de la Cascarine, isolée par M. M. Leprince dans la Cascara Sagrada) et encore très amère, ce qui indiquerait encore la présence d'une grande proportion du principe amer que nous avons trouvé si abondant dans l'huile fixe. Ce deuxième extrait fixe, M. Georges W. Kennedy l'a trouvé dans la proportion 12,5 0/0 du poids total de l'écorce.

La résine brune retirée par M. Aug. C. Zeig (*loc. cit.*)

de l'extrait fluide américain, nous paraît en tout semblable à la résine brune du professeur A. B. Prescott.

L'extrait fluide de Cascara Sagrada (*Formula* 1887 de la Pharmacopée américaine) nous paraît être une solution de résine rouge et de *Cascarine*, absolument dépourvue d'huile fixe irritante et du principe amer irritant, si tant est que ce principe amer soit distinct de l'huile fixe, ce dont nous ne nous sommes pas assuré, et que nous devons par conséquent admettre jusqu'à plus ample informé, après les recherches de H. F. Meïer et J. Le Roy-Webber, qui en font un produit de la décomposition, sous l'influence du ferment découvert par eux, du glycoside découvert et décrit par le professeur Wenzell (*Pharmaceutical Journal and Transactions*, 1885, p. 918).

Il n'est donc pas étonnant que cet extrait fluide de Cascara Sagrada (*Formula* 1887) produise les meilleurs effets cholagogues et copragogues sans aucun effet drastique, sans provoquer ni coliques, ni épreintes, ni ténesme, puisque, en somme, c'est une solution alcoolique de *Cascarine* principe actif et de résine rouge inerte.

III. — La RÉSINE JAUNE, signalée par le professeur A. B. Prescott et dont l'existence comme principe distinct a longtemps été mise en doute par nous-même jusqu'au jour où nous avons pu l'isoler de l'huile fixe amère et drastique qui était mélangée avec elle dans la résine jaune qui nous a été remise par M. Maurice Leprince, a exactement les caractères physiques, chimiques et organoleptiques qui lui ont été attribués par le professeur américain. Nous en avons préparé une trop petite quantité pour faire des expériences physiologiques concluantes, mais nous sommes très porté à croire que cette résine est dénuée de toute action cholagogue ou copragogue.

La *Résine brun jaunâtre*, sans odeur, mais légèrement amère, représentant 1,1 0/0 de l'extrait fluide américain de Cascara Sagrada, principe sans action au point de vue physiologique, que M. Aug. C. Zeig (*loc. cit.*) a isolé, nous paraît devoir être la résine jaune isolée d'abord par A. B. Prescott, puis par nous-même, retenant encore une certaine quantité d'huile fixe amère et drastique, mais en quantité insuffisante pour produire les effets que nous avons signalés.

La *Résine jaune* (qui avait une couleur brun jaunâtre) qui nous a été remise par M. M. Leprince, était elle-même un mélange de résine jaune de Prescott, que nous avons isolée et que nous conservons, et d'huile fixe amère, sans trace de Cascarine, que nous avons pu également isoler et avec laquelle nous avons fait les expériences dont il a déjà été question.

IV. — L'Huile volatile jaune, très amère, d'odeur vireuse, est nauséeuse, irritante et drastique.

V. — L'Huile fixe brune, excessivement amère, est également nauséeuse, irritante et drastique.

Nous sommes, croyons-nous, le premier à avoir fait des expériences physiologiques sur ces deux derniers produits, et à avoir nettement établi les propriétés nauséeuses, irritantes et drastiques de ces deux principes de la Cascara Sagrada. C'est à leur présence dans les extraits ou dans les résines employées que sont dus les accidents signalés au point de vue clinique par C. M. Fenn (*loc. cit.*), par G. E. F. Greene (*loc. cit.*), par R. G. Cotter (*loc. cit.*),

et àu point de vue physiologique, par le docteur Combemale (*Bulletin médical du Nord,* 1891), bien que nous
puissions dire au sujet de ces dernières expériences, que
les doses ont été excessives pour de très petits animaux.

VI. — La CASCARINE, isolée pour la première fois par
M. Maurice Leprince, principe nettement défini, dont les
caractères physiques, microscopiques et chimiques (à ce
dernier point de vue nous entendons parler simplement
des réactions colorimétriques, des dissolvants et des pré-
cipitants, mais nullement de la constitution chimique,
étude que M. Maurice Leprince se réserve de faire inces-
samment et de publier dans un travail en cours d'exécu-
tion en ce moment) sont faciles à reconnaître, est le principe essentiellement utile en thérapeutique ; c'est à sa
présence dans les résines et dans les extraits fluides que
sont dus les effets cholagogues et copragogues signalés
par tous les auteurs. Ses effets, à dose physiologique, soit
10 centigrammes par chaque prise, répétée matin et soir,
sont lents à se produire, mais ont une action à longue
portée, et qui persiste longtemps après la dernière administration, comme si la Cascarine avait pour effet de réta-
blir un équilibre fonctionnel détruit, dans la formation et
l'écoulement de la bile, qui se produisent ensuite d'eux-
mêmes et régulièrement dès que, sous l'impulsion de cet
agent thérapeutique, la sécrétion biliaire s'est rétablie
normalement, sans qu'il y eut eu d'effets nauséeux comme
cela se produit par l'administration des agents émétiques,
sans qu'il y ait eu de douleurs intestinales, des tendances
syncopales, de flux diarrhéique accompagné d'épreintes
et de ténesme, comme cela se produit avec les purgatifs
drastiques.

Qu'est-ce que la Cascarine?

Sans vouloir entrer ici dans le domaine chimique qui est au-dessus de notre portée, sans vouloir empiéter sur les travaux de M. Maurice Leprince, nous voulons simplement ici établir quelques rapprochements qui nous viennent naturellement à l'esprit, d'après la lecture des recherches chimiques déjà publiées et que nous avons signalées au début de ce travail.

Nous avons vu au chapitre de la *Constitution de l'Ecorce du Rhamnus Purshiana,* que Limousin, cité dans le *Pharmaceutical Journal and Transactions,* 1885, p. 615, a émis l'opinion suivante : les corps résineux signalés et séparés par le professeur A. B. Prescott, sont tous plus ou moins dérivés de l'*Acide chrysophanique* observé en abondance dans l'écorce du Rhamnus Purshiana.

Nous pensons que Limousin avait confondu dans cette étude l'*Acide chrysophanique* avec l'*Acide frangulique* ou *Emodine,* qui présente la même coloration purpurine en solution dans la lessive de potasse, est comme lui précipité de sa solution alcaline par les acides, mais n'est pas soluble dans la Benzine, qui sert au contraire à la séparer de l'acide chrysophanique, de même qu'elle est soluble dans la solution bouillante de carbonate de soude, qui ne dissout pas l'acide chrysophanique.

De plus, nous pensons que Limousin était dans l'erreur en disant que les résines étaient dérivées d'un acide (que ce soit l'acide chrysophanique ou l'acide frangulique).

En effet, nous avons vu que les résines sont absolument distinctes du principe soluble en rouge pourpre dans la

6

solution potassique, et qu'on peut, au moyen de l'éther, isoler complètement le principe à réaction potassique purpurine, de la Résine rouge soluble en brun dans la solution potassique.

Nous avons vu également que, dans le même recueil (*Pharmaceutical Journal and Transactions*, 1886, p. 918), on trouve une note sur une substance isolée par le professeur Wenzell, avec son analyse. Cette substance est décrite comme étant un *glycoside* de *couleur jaune orange foncé*, différant entièrement de la *Franguline* et de l'*Emodine*.

N'ayant pas eu à notre disposition ce journal, mais seulement une note succincte, nos renseignements sont insuffisants à ce sujet pour que nous soyons fixé sur la nature de ce glycoside, ses réactions chimiques, ses dissolvants, ses caractères microscopiques. Nous ne connaissons que sa couleur qui est exactement celle de la *Cascarine* de M. Maurice Leprince, et cette affirmation que le glycoside en question diffère entièrement de la Franguline et de l'Emodine.

Toutefois, MM. H. F. Meier et J. Le Roy-Webber (*loc. cit.*), qui paraissent avoir eu en mains le mémoire du professeur Wenzell, et même avoir préparé une certaine quantité de ce glycoside, le présentent sous forme d'une substance insoluble dans l'eau, d'une consistance huileuse ou résineuse, laissant déposer par refroidissement des petits cristaux d'un principe amer, provenant de la décomposition du glycoside.

Or, nous savons que la *Cascarine* de M. Leprince se présente à l'état pur, sous forme d'une poudre inodore, insipide, de couleur jaune orange foncé, *absolument dé-*

pourvue d'amertume et présentant sous le microscope, à côté de granulations jaune orange, des amas de cristaux en houppes, composés d'aiguilles prismatiques et de cristaux de forme naviculaire.

En affirmant qu'ils n'ont pu déterminer la présence de ce glycoside dans le *Rhamnus Frangula*, MM. H. F. Meïer et J. Le Roy-Webber le différencient nettement de la *Franguline* et de l'*Emodine*, et les autres caractéres que nous venons d'énumérer le distinguent complètement de la *Cascarine* de M. Leprince.

D'autre part, le professeur A. B. Prescott (*loc. cit.*) déclare lui-même que depuis 1876, époque à laquelle Liebermann et Waldstein étudiant un extrait provenant du traitement d'une grande quantité d'écorce de Rhamnus Frangula, par la maison Merck, ont trouvé dans cet extrait de l'*Emodine*, principe constituant de la Rhubarbe, dans laquelle l'Emodine se trouve associée à l'acide chrysophanique et à un dérivé de l'anthracène; depuis lors, l'étude chimique des Rhamnées présente un grand intérêt. En effet, les mêmes chimistes ont trouvé que la *Franguline* est capable de fournir de l'*Emodine* sous l'influence de la fermentation glycosique. Cette transformation chimique vient expliquer les variations de propriétés physiologiques que subit l'écorce du Rhamnus Frangula. Pendant la première année, cette écorce constitue un Eméto-cathartique; mais après deux ans de conservation, elle n'a plus que des propriétés cathartiques comme la Rhubarbe.

Le professeur A. B. Prescott ajoute encore : bien qu'aucun travail ne soit encore venu identifier les principes actifs du *R. Purshiana* avec ceux du *R. Frangula*, il faut bien avouer que la *Résine brune* (préparée par le

professeur A. B. Prescott) présente des réactions semblables à celles des principes constituants du R. Frangula.
Vraisemblablement, différentes espèces de la famille des
Rhamnées présentent des corps voisins, ayant des propriétés physiologiques distinctes que l'expérience physiologique et thérapeutique peut seule établir.

Si nous faisons observer maintenant que la découverte
dans la Cascara Sagrada (*écorce du Rhamnus Purshiana*)
de la *Cascarine* par M. Leprince, vient confirmer les pré
visions chimiques du professeur A. B. Prescott; si nous
rappelons que nous-même venons de démontrer que les
propriétés de la résine brune du même auteur sont dues à
la présence de la Cascarine dont nous venons d'étudier les
propriétés physiologiques; si nous disons enfin qu'au point
de vue des réactions générales et de l'examen microscopique, la Cascarine et l'Emodine sont identiques, on voit que
nous sommes bien prêts d'affirmer que la Cascara Sagrada
retire ses propriétés physiologiques et thérapeutiques de
l'Emodine qu'elle contient.

A l'appui de notre assertion, nous dirons que M. Schwabe
(*Archiv. der. Pharm.* 1888, p. 569), étudiant à nouveau
les composés chimiques du R. Frangula, y a constaté la
présence de la Franguline, à laquelle il a donné cependant
la formule $C^{21}H^{20}O^9$, au lieu de $C^{20}H^{20}O^{10}$ qui est la formule de M. Faust (*Zeitsch. f. chem.* T. V. p. 17). Il est
vrai que M. A. Etard, dans le dictionnaire de M. Würtz,
avait déjà donné une autre formule $C^{20}H^{18}O^9$. M. Schwabe,
à l'exemple de Liebermann, identifie le composé décrit par
M. Faust (*loc. cit.*) sous le nom d'*Acide Frangulique*
$C^{14}H^{10}O^5$, avec l'*Emodine* de la Rhubarbe.

M. Schwabe, de même que M. Faust et M. Etard, considérant la Franguline comme un glycoside, susceptible de dédoublements sous l'influence d'un acide, donne de ce dédoublement la formule ou équation suivante :

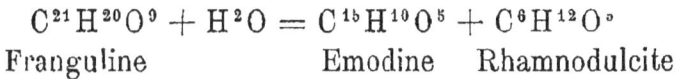

$$C^{21}H^{20}O^9 + H^2O = C^{15}H^{10}O^5 + C^6H^{12}O^5$$
Franguline   Emodine Rhamnodulcite

La formule ou équation donnée auparavant par M. Faust était :

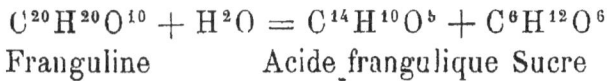

$$C^{20}H^{20}O^{10} + H^2O = C^{14}H^{10}O^5 + C^6H^{12}O^6$$
Franguline   Acide frangulique Sucre

Celle de M. A. Etard

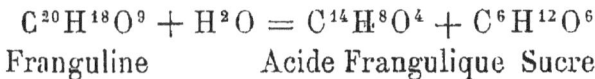

$$C^{20}H^{18}O^9 + H^2O = C^{14}H^8O^4 + C^6H^{12}O^6$$
Franguline   Acide Frangulique Sucre

M. Schwabe ajoute dans son travail que l'écorce fraîche de R. Frangula ne contient pas de traces de Franguline et à peine quelques traces d'Emodine, tandis que l'écorce vieille contient une grande quantité de Franguline.

L'étude de la Cascara Sagrada, écorce du R. Purshiana lui a permis d'isoler de l'Emodine, mais pas de Franguline que l'on rencontrerait également, pense-t-il, dans de vieux échantillons d'écorce.

A son avis, le corps cristallin rencontré par le professeur Wenzell doit être considéré comme de l'Emodine et ne peut donc pas être désigné comme un glycoside.

Terminons en disant que Liebermann considère l'acide Frangulique ou Emodine comme un *Trioxy-Méthyle-Anthraquinone* $C^{14}H^4(CH^3)(OH)^3O^2$.

Nous croyons utile d'ajouter les principaux caractères différentiels et de rapprochement de l'acide chrysophanique, de la Franguline, de l'Emodine.

	Benzine	Solution de carbonate de soude	Alcool froid Éther froit	Solution de potasse
Acide chrysophanique	Soluble	Insoluble	Insoluble	Soluble en rouge pourpre(des flocons se déposent).
Franguline	Soluble	Soluble	Insoluble	Soluble en rouge pourpre.
Emôdine ou Cascarine	Insoluble	Soluble	Soluble	Soluble en rouge pourpre

APPENDICE

Considérations générales sur les Rhamnées

Nous avons vu, au cours de ce travail, que les chimistes aussi bien que les physiologistes et les cliniciens ont recherché à la suite de la vulgarisation des propriétés thérapeutiques de la Cascara Sagrada, écorce du Rhamnus Purshiana, si d'autres Rhamnées voisines ne pourraient être utilisées dans le même but.

En Amérique, en présence des demandes croissantes de Cascara Sagrada qui se sont élevées en 1890 à 500.000 livres anglaises, les indigènes ont mélangé à l'écorce du Rhamnus Purshiana, des écorces d'autres rhamnées indigènes, Rhamnus Californica, et surtout d'une autre Rhamnée dont l'écorce est dénommée, Cascara de l'Orégon. Certains auteurs ont prétendu que ces écorces *étaient récoltées indistinctement, qu'elles étaient presque identiques, qu'elles étaient également bonnes.*

Nous avons vu que le docteur W. Kennedy, ayant expérimenté et fait expérimenter comparativement l'écorce du Nerprun (Rhamnus Cathartica), dont les baies sont surtout utilisées en Europe pour la fabrication du sirop de Nerprun, utilisé de longue date, et la Cascara Sagrada écorce du Rhamnus Purshiana, n'avait constaté entre ces deux écorces que des différences d'énergie dans leur action.

Nous avons vu d'autre part que les chimistes avaient trouvé les mêmes principes dans la Cascara Sagrada et l'écorce du Rhamnus Frangula (Bourdaine ou Bourgène d'Europe).

Nous-même venons de démontrer que le principe actif de la Cascara Sagrada est identique à l'acide frangulique ou Emodine retirée de ce même Rhamnus Frangula, dont l'écorce purgative constitue dans nos campagnes un médicament populaire que les paysans emploient même comme fébrifuge,

Dans ces conditions, nous nous sommes naturellement demandé pourquoi on allait chercher de l'autre côté de l'Atlantique un médicament que l'on trouvait, ou mieux qui existait en abondance dans les plantes communes de notre pays.

En effet le NERPRUN PURGATIF (*Rhamnus Cathartica*) est très répandu dans les bois, les haies et les lieux incultes de presque toute la France, où elle forme un arbrisseau droit de 3 mètres de hauteur, dont les couches libériennes de l'écorce, les paysans le savent parfaitement, possèdent les mêmes propriétés purgatives, mais à un degré moins énergique que les baies qui sont très actives.

Le NERPRUN BOURDAINE OU BOURGÈNE (*Rhamnus Frangula*) croît également en France parmi les haies, les buissons et les taillis. Si le commerce n'emploie que son bois très léger, qui sert à faire du charbon que l'on utilise comme fusain ou pour la fabrication de la poudre, les paysans connaissent fort bien les propriétés purgatives de l'écorce de cet arbre qui s'élève de 2 à 3 mètres.

Nous avons donc demandé à un pharmacien faisant beaucoup de préparations de Cascara Sagrada, pourquoi il n'emploierait pas de préférence nos plantes indigènes similaires au point de vue thérapeutique, dont la récolte me semblait facile et avoir l'avantage du bon marché.

Grand fut notre étonnement lorsqu'il nous apprit qu'à la

suite de la publication du docteur W. Kennedy, il avait
cherché à se procurer de l'écorce de Rhamnus Cathartica,
et qu'il avait été obligé d y renoncer à cause du prix de
revient beaucoup plus élevé que celui de la Cascara
Sagrada.

— Sur les côtes du Pacifique, aux États-Unis, nous dit-il,
bien que les propriétés de la Cascara Sagrada n'aient
été divulguées dans le monde médical que depuis un temps
relativement récent, c'est-à-dire depuis 1879, cependant
les propriétaires du pays ont immédiatement installé des
plantations, une culture réglée du Rhamnus Purshiana,
et actuellement la récolte régulière de la Cascara Sagrada
est une source de bénéfices faciles pour les propriétaires
de cette immense région.

Nous ne pouvons rien objecter, mais il nous paraît regret-
table et profondément triste que nous soyons obligés d'aller
chercher à l'étranger des produits qui croissent naturellement et en abondance à l état sauvage chez nous. Il nous
semble qu'il serait de notre intérêt de favoriser la culture
et la production de plantes utiles, croissant facilement
chez nous, et devant être nombreuses, bien que nous ne
puissions en donner ici qu'un exemple au sujet des plantes
de la famille des Rhamnées.

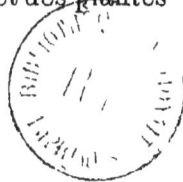